Retrouver

L'énergie

Intérieure

La pratique qui m'a sauvée la vie

Copyright © 2024

Imprimé par Amazon.

Table des matières

Introduction

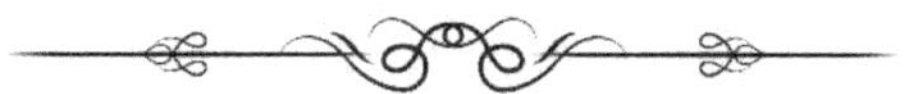

Vivre avec un sentiment constant de fatigue, de manque d'énergie et de motivation peut être épuisant et décourageant. Que ce soit à cause du stress de la vie quotidienne, de schémas de pensées négatifs ancrés ou de mauvaises habitudes, il est facile de se laisser entraîner dans un cercle vicieux qui nous prive de notre vitalité.

J'ai moi-même longtemps lutté contre ce mal-être profond, sombrant par moments dans des excès et des dépendances pour fuir une réalité qui me consumait de l'intérieur. Mon parcours a été semé d'embûches, de fausses pistes et de solutions temporaires, jusqu'à ce que je découvre enfin une pratique ancestrale qui a changé ma vie : le Shambhavi Mahamudra.

Dans les pages qui suivent, je vais partager mon histoire personnelle avec vous, de mon enfance chaotique à ma quête désespérée de solutions durables, en passant par des hauts et des bas, qui m'ont finalement menée à cette pratique libératrice. Le Shambhavi Mahamudra, une technique de méditation couplée à des exercices de respiration et de yoga, m'a permis de reprendre le contrôle sur mon mental, d'apaiser mon corps et mes émotions, et de retrouver une énergie, une sérénité et une joie de vivre que je pensais avoir perdues à jamais.

Ce livre n'est pas un simple exposé théorique ; c'est un guide pratique, explorant en détail les origines et les fondements du Shambhavi, ainsi que sa mise en application au quotidien. Vous découvrirez comment vous préparer mentalement et physiquement, comment intégrer cette routine énergisante dans votre emploi du temps et comment en tirer des bénéfices, tant sur le plan psychologique que physiologique.

Nous aborderons également l'importance d'une alimentation équilibrée pour soutenir ce nouveau mode de vie, ainsi que d'autres outils complémentaires, comme la méditation de pleine conscience ou le yoga doux. En outre, des témoignages d'autres pratiquants viendront illustrer les transformations possibles.

Si vous êtes prêt à entamer un voyage vers une vie plus épanouie et pleine d'énergie positive, laissez-moi être votre guide. Ensemble, nous explorerons le pouvoir du Shambhavi Mahamudra et des enseignements du grand maître Sadhguru pour réveiller votre véritable potentiel intérieur. Une nouvelle vie vous attend !

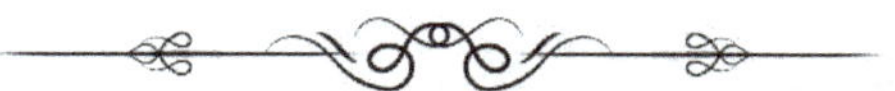

1.1 Une enfance chaotique

Dès les premières années de ma vie, j'ai été confrontée à un environnement familial instable et anxiogène. Mes parents, bien qu'aimants, étaient eux-mêmes aux prises avec leurs propres démons intérieurs qu'ils n'arrivaient pas à maîtriser. Des crises de colère incontrôlables, des disputes incessantes et un manque criant de communication laissaient toujours une atmosphère lourde et étouffante à la maison.

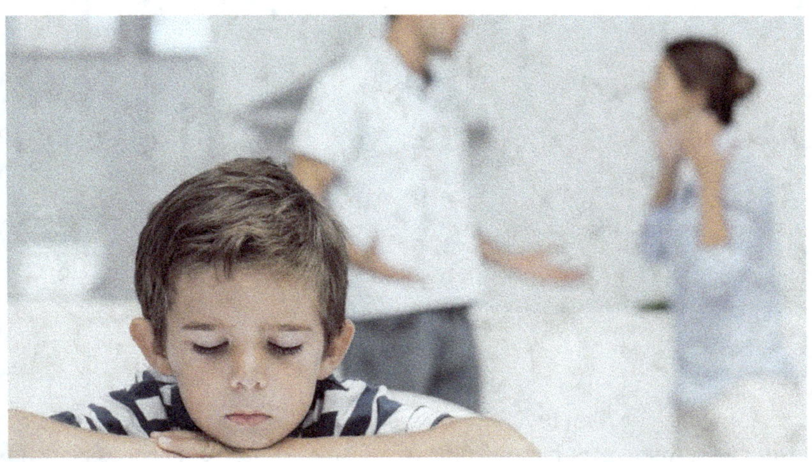

Moi, en tant qu'enfant, j'étais une éponge ultra-sensible qui absorbait toutes ces tensions négatives. Je me souviens avoir souvent souffert de maux d'estomac, d'insomnies et de crises d'angoisse dont je ne comprenais pas la source. Mes parents avaient beau me dire que ce n'était rien, que j'étais juste "une enfant stressée", cette explication ne me suffisait pas.

Pire encore, dans cette maison où régnait la loi du silence, je n'avais aucun espace pour m'exprimer. Dès le plus jeune âge, on m'avait appris à ravaler mes émotions, à ne pas déranger les adultes avec mes "caprices d'enfant". Seule dans mon coin, je ruminais mes angoisses en silence, me sentant incomprise et coupable, sans vraiment savoir pourquoi.

L'école ne fut guère plus réconfortante. Hypersensible et introvertie, j'avais du mal à m'intégrer et à créer des liens avec les autres enfants. On me traitait de "bizarre", de "rêveuse" quand je me perdais dans mes pensées pour m'évader de cette réalité. Régulièrement rejetée et victime de moqueries, je développai très tôt un profond sentiment d'inadéquation et mon estime de moi ne cessait de chuter.

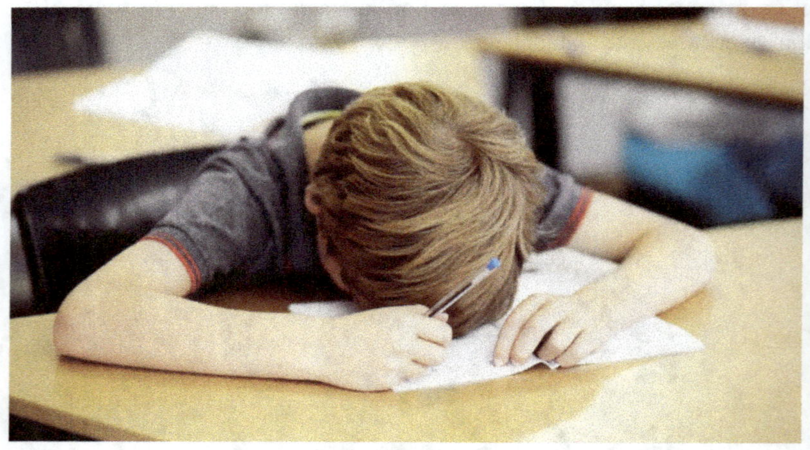

Cette combinaison d'un foyer dysfonctionnel et d'un environnement scolaire hostile a profondément marqué mon psychisme. Durant ces années clés, ils ont semé les graines d'une négativité profonde, d'une anxiété chronique et d'une mauvaise perception de moi-même, comme étant "anormale" et indésirable. Et ces racines allaient rapidement germer pour empoisonner mon adolescence...

1.2   Une adolescence troublée

Si mon enfance avait déjà été une épreuve, mon entrée dans l'adolescence
fut un véritable désastre. Tiraillée entre le besoin désespéré d'appartenance
à un groupe et l'impression tenace d'être différente et inadaptée, je me suis
retrouvée sur une pente glissante.

Dès le collège, j'ai subi les moqueries incessantes des autres élèves sur mon
look ou mon attitude. N'ayant jamais appris à m'affirmer, je me suis
renfermée sur moi-même, ce qui ne faisait qu'aggraver le harcèlement dont
j'étais victime. Chaque soir, je rentrais rongée par la honte, la colère et
l'incompréhension.

Ma famille, enfermée dans ses propres problèmes, restait aveugle à ma
souffrance. J'avais beau lancer des appels à l'aide à ma façon, en somatisant
ou en devenant de plus en plus agressive et rebelle, mes parents mettaient
cela sur le compte du "mal-être d'ado". Je me suis alors persuadée qu'ils ne
m'aimaient pas vraiment, ce qui a creusé un peu plus le gouffre entre nous.

C'est à cette période que les premières pensées suicidaires ont commencé à
m'obséder. Je me sentais tellement seule, incomprise et inutile, que l'idée
d'en finir me paraissait la seule porte de sortie. Par chance – ou par
malchance –, je n'ai jamais franchi ce cap, oscillant entre crises de désespoir
et brèves lueurs d'espoir, quand une amie bienveillante croisait ma route.

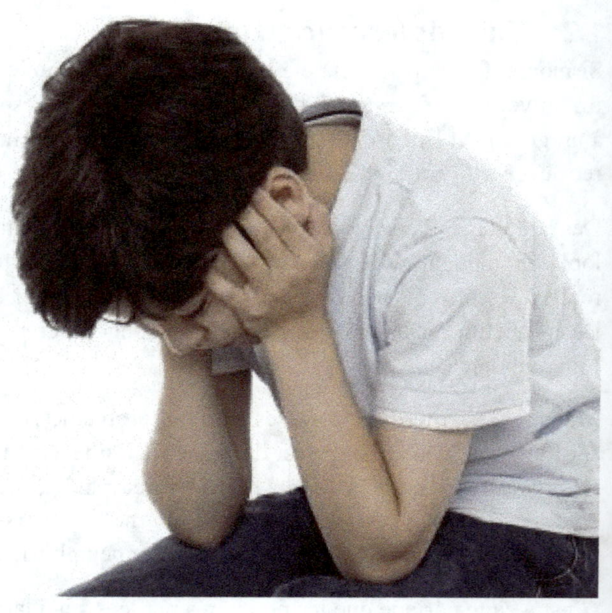

Vers 16 ans, enfoncée et fatiguée de cette souffrance permanente, j'ai commencé à verser dans l'automutilation pour tenter d'évacuer mes tourments. Griffures, brûlures, je me faisais violence dans le secret de ma chambre, le seul endroit où je pouvais cacher mes marques de détresse.

Bien que soulagée temporairement, cette solution destructrice ne faisait que me détruire à petit feu. À cette époque, l'arrivée des drogues récréatives m'a semblé une nouvelle lueur d'espoir, malheureusement trompeuse...

1.3   Les excès à Toulouse

À peine majeure, j'ai fui le cocon familial étouffant pour m'installer à Toulouse, persuadée que ce nouveau départ dans une grande ville étudiante serait ma planche de salut. Dans un premier temps, cette liberté tout neuve m'a effectivement considérablement soulagée. Plus de disputes parentales, plus de moqueries... Je pouvais enfin être moi-même !

Mais très vite, cette soif de liberté s'est transformée en soif de tout ce qui était possible. Ce qui a donné lieu à toutes sortes de sorties : fêtes très arrosées, drogues diverses, relations d'un soir... J'ai plongé à corps perdu dans tous les excès imaginables, comme pour rattraper le temps perdu et combler ce vide intérieur.

Les premiers mois ont été une véritable euphorie, une façon de cracher au visage de mon passé douloureux et de prouver au monde que j'existais, moi aussi. Mais cette ivresse des sens n'a été que de courte durée. Rapidement, les lendemains ont été difficiles, puis de plus en plus difficiles, entre les trous noirs (parfois sur de longues périodes), les regrets et la honte qui revenaient en force.

Je suis alors entrée dans la fameuse "boucle infernale" des dépendances : reprendre un verre, reprendre une ligne pour oublier ma gueule de bois morale, me réveiller le cerveau dans le brouillard, débordant de culpabilité, et repartir de plus belle dès que possible pour fuir cette réalité morose... Un engrenage sans fin qui a bien failli avoir raison de moi.

De fait, mes études ont été rapidement mises de côté, au profit de cette nouvelle vie de sorties et de "fun" permanent. Pendant un temps, mon entourage s'est inquiété en voyant les chemins que j'empruntais. Mais, devenue une experte depuis l'enfance pour nier la réalité, je me suis contentée de balayer leurs remarques d'un revers de main qui se voulait rassurant.

Il a fallu un véritable électrochoc, une terrible descente aux enfers après une soirée particulièrement excessive et débridée, pour que je réalise à quel point je me détruisais.

Cette dégringolade cruelle et cataclysmique fut l'élément déclencheur qui me fit réaliser que je ne pouvais plus continuer sur cette voie. À ce moment-là, j'étais au fond du trou. J'étais parvenue à un tournant de ma vie où je devais faire un choix qui déterminerait mon avenir : soit je poursuivais ma descente dans cette spirale autodestructrice qui risquait de mener à ma perte, soit je trouvais la force de me battre pour remonter la pente et me retrouver. Il y avait bien longtemps que je ne savais plus ce que voulaient dire énergie, joie de vivre et estime de moi.

C'est là que j'ai commencé à chercher des solutions...

Dans un premier temps, il a fallu que je fasse le choix de me relever, ce qui n'a pas été une mince affaire. Quelque part en moi, la fatigue de devoir lutter en permanence me donnait presque envie d'abandonner et de me laisser sombrer pour de bon. Mais une autre voix, plus profonde, plus forte, me criait au contraire de tenir, qu'il devait y avoir une autre issue, une solution pour que, enfin, mes démons intérieurs se taisent et disparaissent.

C'est donc poussée, encouragée par cette petite voix et ce mince espoir que j'ai débuté une quête. J'avais conscience que c'était presque une quête désespérée, mais j'étais néanmoins résolue et fermement déterminée à retrouver mon énergie vitale, cette étincelle de vie qui semblait avoir été étouffée depuis un bon moment. J'étais prête à tout essayer, et je me suis jetée à corps perdu sur tous les moyens que je trouvai sensés pour tenter de mettre fin à cette souffrance qui ne me quittait plus.

Malheureusement, ce chemin ne fut pas aussi linéaire ni aussi salutaire que je l'avais espéré. Il fut jonché de fausses pistes, de déceptions et de nouvelles chutes, avant que je ne découvre enfin la clé, la véritable clé libératrice en découvrant la pratique du Shambhavi Mahamudra. Mais je vous laisse lire par vous-même les écueils innombrables qui ont jalonné mon parcours avant d'en arriver à la dernière étape et la plus belle de toutes...

2. La quête de solutions

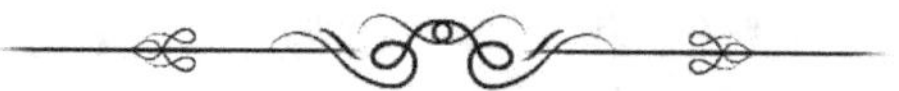

2.1   Les fausses pistes

Après cette horrible dernière soirée de décadence vécue à Toulouse, j'étais plus déterminée que jamais à changer de voie et reprendre ma vie en main. Mais par où commencer ? Perdue et désespérée, je me suis d'abord tournée vers les solutions les plus évidentes et les plus accessibles, me jetant tête baissée dans une myriade de méthodes en vogue, censées m'aider à "aller mieux".

Voici mes premières tentatives, couronnées d'un demi-succès, mais surtout d'échecs post-thérapies. Effectivement, ma première immersion dans les méthodes quasi "magiques" a été l'essai de l'hypnothérapie, dont je raconte plus loin le détail. ensuite, j'ai tenté ma chance avec un gourou local, connu pour ses dons de guérisseur. Puis, j'ai tenté des séances de magnétisme, des rituels ésotériques, des incantations... J'ai essayé beaucoup de choses pendant plusieurs mois, mais sans aucun résultat concret. Au contraire, cette découverte de l'occulte a fait naître d'autres peurs et d'autres croyances totalement absurdes qui n'ont fait qu'aggraver mes troubles.

Après ces échecs cuisants, j'ai consulté un professionnel de la santé mentale plus conventionnel, en voyant un psychologue. Séance après séance, j'ai vidé mon sac, consciencieusement, et j'ai tenté d'appliquer les différentes techniques de gestion du stress et des pensées négatives qui étaient conseillées. Je ne peux pas nier que cela m'a effectivement aidée à reprendre pied pendant un temps. Cependant, dès que la thérapie a été terminée, sans séance ultérieure à laquelle me raccrocher pour m'en servir comme exutoire, je suis retombée dans mes travers. Apparemment, il m'était impossible de sortir durablement de ce cercle vicieux...

2.2 L'hypnose et ses limites

Pour en revenir à l'hypnose, vue plus haut, sur les conseils d'une amie, j'avais contacté un praticien. Celui-ci était réputé pour tous les problèmes qui concernaient la perte d'estime de soi, l'anxiété et les dépendances. Lors de notre premier entretien, je lui ai exposé sans détour mes difficultés : cette impression d'être constamment rongée par un mal-être indéfinissable, ces pensées noires qui revenaient sans cesse me hanter, ces comportements compulsifs et ces dépendances dans lesquels je sombrais régulièrement.

L'hypnothérapeute m'a alors expliqué que l'hypnose permettrait d'aller puiser au plus profond de mon inconscient pour faire remonter les sources de ces troubles à la surface afin de pouvoir enfin les régler. Bien que sceptique, j'étais prête à tenter le coup.

Les premières séances furent pour le moins déroutantes. Plongée dans un état second, j'avais l'impression de lâcher prise sur tous mes tourments. Une vague de chaleur apaisante m'envahissait tandis que la voix suave du praticien m'enjoignait à imaginer des souvenirs positifs et des images réconfortantes. Je ressortais de ces séances profondément détendue, comme issue d'un long rêve reposant.

Malheureusement, cet état de grâce ne durait que peu de temps. Une fois de retour dans la réalité du quotidien, les vieilles angoisses, les croyances négatives et les autres tensions reprenaient vite le dessus. L'impression d'être momentanément libérée ne faisait que renforcer ma frustration de ne pas réussir à fixer ces bénéfices dans la durée.

Pour couronner le tout, au bout d'un mois de séances hebdomadaires, j'ai commencé à développer d'horribles angoisses nocturnes, comme si quelque chose d'enfoui refaisait surface dans mes rêves. Cauchemars terrifiants, paralysies nocturnes, réveils en sueur... Malgré mes nombreuses questions pour le praticien, il fut aussi déconcerté que moi, incapable d'expliquer l'origine de ces nouvelles terreurs qui m'empêchaient de vouloir aller dormir.

J'ai alors pris la décision d'arrêter les séances d'hypnose, non sans une profonde amertume. Une fois de plus, la solution se révélait être une impasse et je me retrouvais au point de départ, épuisée et désabusée.

Mais cette fois, je me suis "réveillée", j'ai relevé la tête et amorcé mon premier nouveau départ : je voulais trouver autre chose, je voulais vraiment persévérer pour trouver enfin LA solution qui viendrait faire disparaître mes démons une fois pour toutes !

3. La découverte de Shambhavi Mahamudra

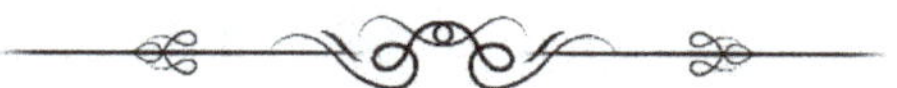

3.1   Qu'est-ce que Shambhavi Mahamudra ?

Après les déceptions rencontrées avec l'hypnose et les approches ésotériques, j'étais plus que jamais décidée à trouver une solution pérenne. C'est à ce moment précis que le nom de "Shambhavi Mahamudra" est entré dans ma vie, comme un rayon de soleil.

En effet, c'est lors d'une conversation anodine avec une de mes connaissances qu'elle m'a brièvement parlé cette pratique. Apparemment, c'était une pratique millénaire, issue du yoga tantrique et censée permettre d'atteindre un état de conscience élevé et de profonde sérénité. Bien que sceptique de prime abord, ma petite voix, un instinct, m'a soufflé de ne pas ignorer cette piste.

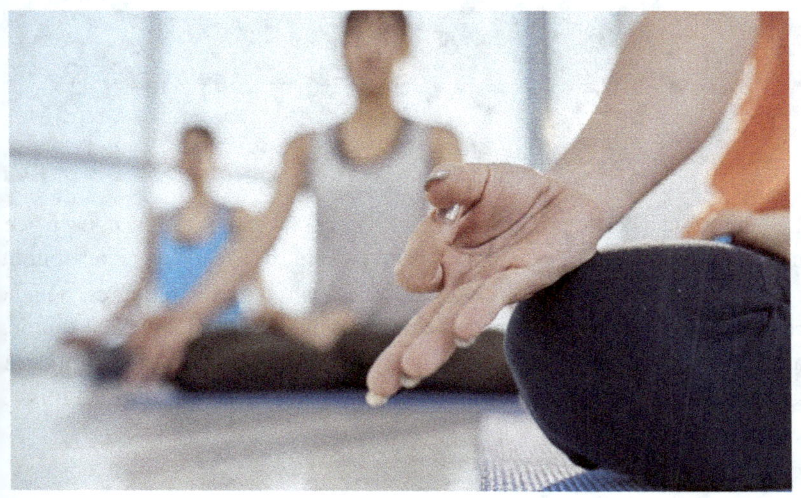

Mais d'abord, qu'est-ce que le Shambhavi Mahamudra ? Il s'agit d'une technique spirituelle puissante, qui allie exercices de respiration (pranayama), pratiques psycho corporelles issues du hatha yoga et méditation, pour harmoniser le corps et l'esprit. Une véritable ingénierie intérieure, selon les propres termes de son instigateur, le gourou indien Sadhguru.

Au cœur de cette pratique se trouve le Shambhavi Mudra, une profonde concentration du regard entre les sourcils (aussi appelé troisième œil), point d'ancrage visuel essentiel pour faire circuler l'énergie kundalini à travers les différents chakras. Ce processus permettrait d'accéder à des états méditatifs très avancés en éliminant tous les schémas mentaux néfastes, les tensions et les blocages.

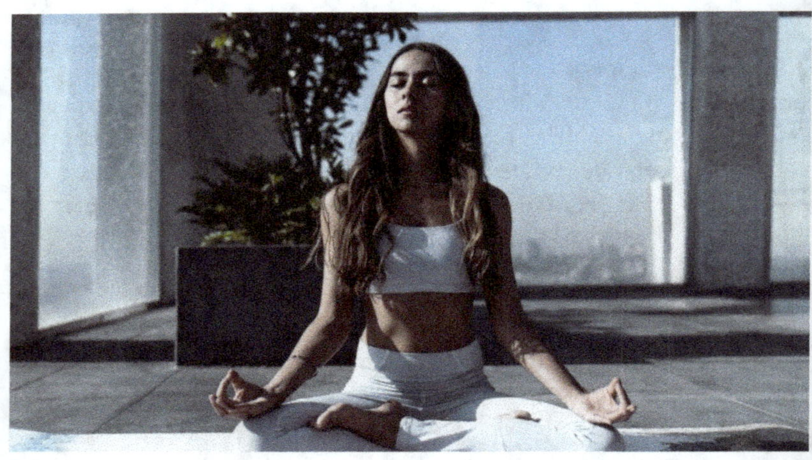

Le but ultime de cette pratique est de parvenir à un état de pleine conscience, ce qu'on appelle l'"ici et le maintenant" absolu, de lâcher prise sur tout ce qui concerne les pensées, les émotions et les distractions extérieures, pour se réaliser pleinement dans l'instant présent. Une perspective pour le moins attirante et ô combien alléchante pour quelqu'un comme moi, rongée et grignotée par le flux incessant des ruminations et de mes angoisses permanentes !

3.2   Son origine et ses fondements

Avant d'approfondir davantage la pratique du Shambhavi Mahamudra, il m'a semblé essentiel de m'intéresser à ses origines et à ses fondements philosophiques et énergétiques. D'où tire-t-elle ses racines ? Quels en sont les principes clés ? Autant de questions primordiales pour appréhender cette discipline dans sa globalité.

Le Shambhavi Mahamudra trouve ses origines dans les traditions tantriques du shivaïsme cachemirien, une antique lignée spirituelle datant de plusieurs milliers d'années. On en a trouvé des traces écrites dans les Agamas. Ce sont des parchemins constituant une vaste compilation de textes ésotériques faisant référence à la stimulation du kundalini, cette énergie latente qui est nichée à la base de la colonne vertébrale et qui ne demande qu'à être éveillée.

Dans cette vision du monde, tout être humain posséderait en lui ce potentiel kundalini divin, à activer pour libérer une conscience supérieure, une extase spirituelle ultime. Il semblerait que le Shambhavi Mahamudra soit l'une des voies d'éveil les plus directes pour parvenir à cette dimension transcendantale.

La pratique combinée d'asanas (postures psycho corporelles), de pranayama (maîtrise de la respiration consciente) et de méditation par le Shambhavi Mudra aurait justement pour but de faire monter cette énergie kundalini le long de la colonne vertébrale, passant par les sept chakras principaux. Cependant, c'est un travail d'une extrême précision, puisqu'il est destiné à dissoudre les blocages, à dénouer les nœuds énergétiques et à dissiper les schémas comportementaux néfastes qui nous empêchent d'avancer.

Selon cette philosophie énergétique ancestrale, tous nos maux physiques, psychiques et spirituels proviennent de distorsions importantes dans la circulation de ces flux vitaux. Des tensions musculaires aux phobies, en passant par les addictions, tout prendrait racine dans ces obstructions énergétiques engendrées par notre mental agité et notre mode de vie déséquilibré.

Le Shambhavi Mudra offrirait une méthode unique pour tout réaligner, du plus grossier des maux à la plus petite variation de notre essence supérieure. En mobilisant l'œil spirituel du Shambhavi Chakra, cette pratique activerait la glande pinéale et engendrerait un processus de purification corporelle et mentale d'une grande puissance.

C'est en tout cas ce que promettait la littérature sur le sujet. À cette époque, je dévorai tous les ouvrages parlant de cette pratique comme une affamée, basée sur les enseignements de Sadhguru, le grand maître contemporain du Shambhavi. Un homme qui incarnait le gourou des temps modernes, avec sa barbe blanche patriarcale et son attitude affable, mais résolument terre-à-terre et débarrassé de tous les clichés ésotériques et mystiques d'antan.

je dois admettre que je trouvai cette vision particulièrement séduisante. En effet, après tous les d'échecs causés par les méthodes ésotériques approximatives, l'approche rationnelle et solidement ancrée dans la tradition de cet enseignement me paraissait enfin crédible et surtout, applicable, sans tomber dans la magie ou le charlatanisme. J'y voyais presque une façon enfin scientifique et prouvée de résoudre mes problèmes psychologiques, une manière différente d'aborder ces troubles de l'intérieur, en allant directement traiter les sources énergétiques et physiologiques des maux plutôt que de se cantonner à la connaissance pure.

Bien que je sois encore dubitative sur le caractère spirituel et transcendantal de la chose, j'étais plus que prête à me lancer corps et âme dans l'apprentissage et la pratique du Shambhavi Mahamudra. C'était mon dernier pari, mon ultime carte à jouer pour retrouver l'équilibre et l'apaisement intérieur.

3.3   Premiers contacts avec la pratique

Après avoir engrangé toutes les connaissances théoriques que j'avais trouvées sur les origines et les principes fondamentaux du Shambhavi Mahamudra, je me suis sentie prête à franchir le cap et à l'expérimenter concrètement parlant. J'ai donc trouvé les coordonnées du centre dans lequel officiait Sadhguru, le grand maître du Shambhavi.   Avec l'aide d'un instructeur certifié du centre, l'Isha Foundation, j'ai donc entamé un programme intensif "d'ingénierie intérieure".

Pour commencer en douceur, ces premières séances n'ont rien eu de bien sorcier : il s'agissait de mouvements d'échauffement, d'exercices de respiration consciente pour m'ancrer dans l'instant présent, de visualisations simples, etc. Un peu comme une séance de yoga classique, agrémentée de techniques de méditations douces. J'admets que c'était un excellent moyen d'oublier mes appréhensions initiales afin de m'ouvrir sereinement à la véritable expérience sans me sentir brusquée.

Progressivement, les gestes et les pratiques se sont faites plus intensives et surtout, se sont davantage focalisées sur l'éveil du corps énergétique. On m'a alors appris certaines mudrās complexes (ce mot désigne des positions codifiées et symboliques des mains du pratiquant ou la représentation artistique d'un personnage ou d'une divinité) à réaliser avec les mains, ainsi que des exercices spécifiques de contractions musculaires, dits "nauli" destinés à libérer la circulation du prāna, cette force vitale tantrique.

4. Se préparer à la transformation

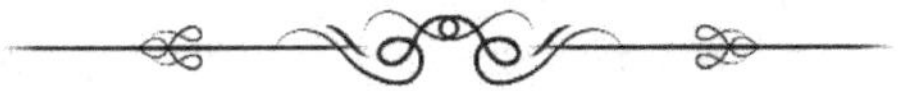

4.1 Le programme inner engineering

Après ces premières séances douces et encourageantes, je n'avais qu'une hâte : poursuivre sur cette voie pour pouvoir intégrer pleinement sa pratique dans mon quotidien. C'est alors que l'instructeur m'a proposé de m'inscrire au programme *inner engineering*, une formation intensive de sept jours, proposée par la fondation.

Loin d'être un simple séminaire d'entraînement physique, ce programme avait surtout pour but de me préparer mentalement, émotionnellement et énergétiquement à étudier la pratique du Shambhavi Mahamudra dans sa globalité. Une préparation de fond indispensable, selon les dires de mon professeur.

Les premières séances ayant été concluantes, je n'ai pas le moins du monde eu l'impression de me faire forcer la main et j'ai donc adhéré au programme en toute liberté. Dès mon arrivée dans le centre, j'ai été frappée par la sérénité ambiante. Nichés au cœur des montagnes, loin du tumulte urbain, les bâtiments circulaires en pierre semblaient rayonner d'une aura apaisante. Les jardins zen et les espaces de méditation à ciel ouvert invitaient naturellement au recueillement et à l'introspection.

Le premier jour fut consacré à une série de conférences visant à nous immerger dans la philosophie du yoga tantrique et à nous rappeler les fondements énergétiques du Shambhavi Mudra. Sadhguru lui-même, présent en vidéo-conférence, nous expliqua les origines de cette pratique et son importance dans la réalisation du Soi.

Si je suis restée quelque peu sceptique sur les aspects les plus métaphysiques de son discours, j'ai en revanche été frappée par sa grande clarté d'expression et son approche pragmatique, ancrée dans la physiologie et les techniques psychocorporelles concrètes. Un premier pas décisif pour dissiper mes dernières idées mentales négatives et me préparer réellement à la pratique.

Les jours suivants furent un véritable marathon de préparation. Séances intensives de yoga pour assouplir le corps, techniques de respiration diverses et variées pour purifier les canaux énergétiques, méditations guidées pour canaliser l'esprit... Nous avons exploré toutes les facettes du Shambhavi Mahamudra dans des exercices quasi ininterrompus, le tout entrecoupé de pauses revigorantes.

4.2   Les bases du yoga

Si la perspective de m'initier au Shambhavi Mahamudra me galvanisait, j'appréhendais quelque peu la partie yoga "physique" du programme. N'ayant jamais pratiqué cette discipline, je craignais d'être d'une raideur désespérante et de ne pas être à la hauteur.

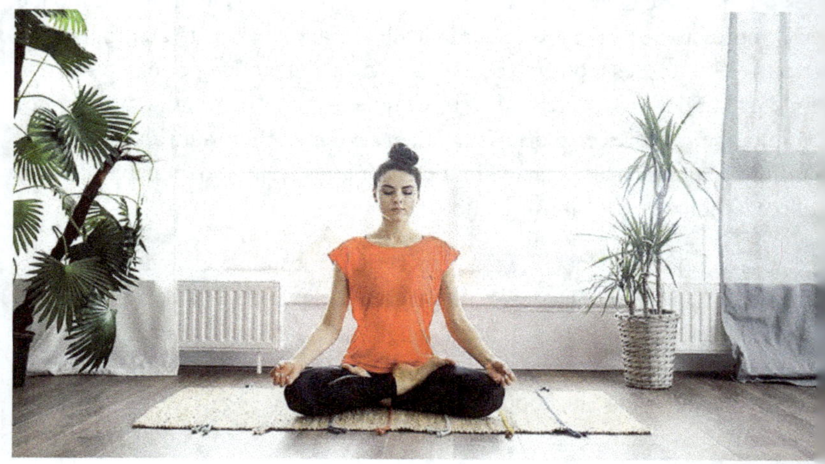

Et malheureusement pour moi, dès les premières séances d'asanas (postures), mes appréhensions se sont concrétisées ! Tandis que je voyais les autres participants enchaîner des postures de torsions impressionnantes avec une aisance déconcertante, je peinais à simplement toucher mes orteils ou tenir la simple posture de la planche (Chaturanga Dandasana).

Heureusement, les instructeurs se sont montrés d'une bienveillance, d'une pédagogie et d'une patience à toute épreuve. Ils m'ont d'abord expliqué, avec le sourire s'il vous plaît, que cette raideur était le signe d'une profonde accumulation de stress et de tensions. Rien d'anormal, selon eux, pour une débutante ayant vécu autant de traumatismes que moi !

Plutôt que de me décourager, ils m'ont encouragée à persévérer, mais à mon rythme, sans jamais forcer inutilement. pour progresser, la première clé était donc de respecter ses limites, en évitant de se blesser ou de se bloquer. Avec cet état d'esprit, les progrès, même infimes, arriveraient d'eux-mêmes.

Et à ma grande surprise, en effet, jour après jour, je suis parvenue à effectuer des enchaînements de plus en plus complexes. D'abord très rigides et crispés, mes mouvements ont peu à peu gagné en fluidité. Je relâchais mes tensions au fur et à mesure de mes séances.

Au-delà de l'assouplissement musculaire, ces séances m'ont aussi permis de mieux ressentir l'unité corps-esprit et la circulation des énergies à l'œuvre. Loin des exercices éreintants habituels, où l'on se bat contre son propre corps, le yoga enseigné ici était une véritable expérience de connexion avec les différentes dimensions de l'être.

Les instructeurs nous guidaient et nous encourageaient à accorder une attention plus aiguë à notre respiration, à la contraction et au relâchement de tels ou tels muscles, à visualiser le flux d'énergie converger vers tel ou tel chakra. Un travail de pleine conscience, non exempt de quelques difficultés, mais qui m'a réellement aidée à sortir de l'enfermement mental.

Parallèlement à ces séances, nos journées étaient également ponctuées par de nombreuses pratiques plus introspectives de pranayama (maîtrise de la respiration) et de méditations. Sans nécessairement nous plonger dans des états de transe, ces techniques visaient surtout à renforcer notre concentration et notre maîtrise.

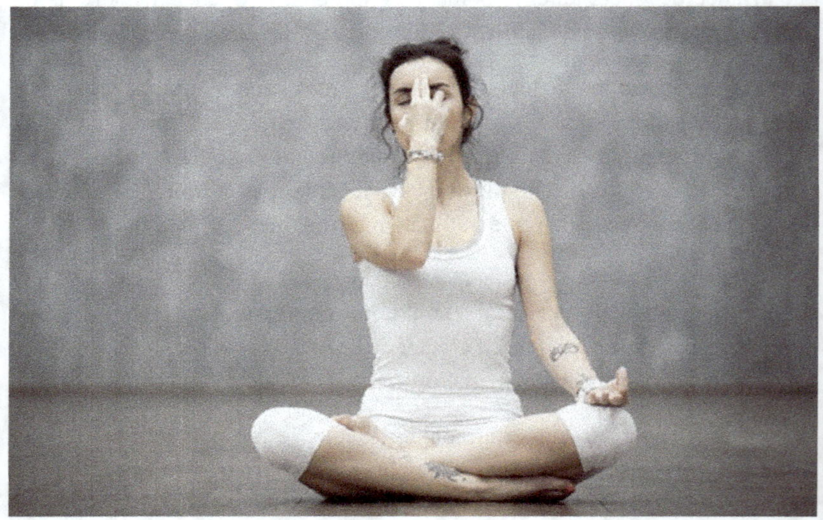

Respirer profondément et lentement, suivre sa respiration de façon continue, savoir canaliser le moindre souffle et le moindre battement du cœur... Des exercices d'une grande simplicité en apparence, mais qui se sont avérés d'une redoutable difficulté à maintenir ! Je ne saurais dire combien de fois je suis restée bloquée pendant un exercice, distraite par mes pensées ou des tensions qui remontaient à la surface ? Ces pensées parasites, au-delà du fait de me déconcentrer, m'ont, en revanche, offert des occasions de prendre conscience de mon manque de contrôle intérieur.

Mais, encore une fois, les instructeurs étaient là pour me remettre sur la voie, avec douceur et bienveillance. Il fallait que j'accepte cette divagation sans la réprimer, sans la juger ; il fallait que je laisse partir ce qui bloquait, afin de revenir avec une attention accrue sur l'instant présent... Ainsi, progressivement, les séances ont davantage ressemblé à une méditation naturelle, fluide et sans effort. Je commençais enfin à goûter aux délices du lâcher-prise tantrique !

4.3 Prérequis mentaux et physiques

Au-delà des aspects pratiques et techniques de cette semaine, le programme m'a également préparée mentalement et émotionnellement à aborder le Shambhavi Mahamudra dans son ensemble. Une dimension que je n'avais pas du tout anticipée au départ !

Dès les premiers jours, les discours de Sadhguru et des instructeurs ont insisté sur l'importance de l'implication personnelle et de l'engagement sur la durée dans la pratique de cette philosophie de vie. Ils ont souligné que cette pratique millénaire n'était en aucun cas une panacée rapide ou une mode passagère, à consommer avec légèreté et sans discernement. Pour en retirer tous les bénéfices, il fallait être prêt à embarquer pour un véritable voyage sur le long terme.

Si j'avais d'abord cru pouvoir m'adonner au Shambhavi Mahamudra de façon ponctuelle, en guise de simple exercice relaxant, il m'a vite fallu déchanter. Les enseignants ont été très clairs : pour que cette pratique aboutisse à une réelle transformation, elle devait faire partie intégrante de notre mode de vie au quotidien. Pas uniquement lors de sessions ou de séminaires, mais continuellement, par petites touches régulières.

Un défi de taille pour moi, qui avais toujours eu du mal à me fixer sur quelque routine que ce soit ! J'ai rapidement compris que cette nouvelle pratique exigerait un profond travail sur moi-même pour avoir la discipline, la régularité et l'implication nécessaires.

Au-delà de l'aspect purement pratique, les instructeurs ont également insisté sur la dimension intérieure, sur l'état d'esprit indispensable à adopter pour aborder cette pratique dans son intégralité. Le Shambhavi Mahamudra n'était donc pas un simple enchaînement de postures et une suite de respirations à mémoriser. C'était au contraire un véritable art de vivre, une philosophie globale qui demandait à accueillir et à adopter certaines valeurs.

Tout d'abord, il faudrait avoir une certaine forme d'humilité et de non-attachement aux résultats immédiats. Une pilule dure à avaler pour moi qui étais rongée par l'impatience depuis le temps que j'attendais ce moment et par le besoin de gratification instantanée ! Mais on m'a gentiment expliqué que seule une pratique assidue et dénuée d'attentes démesurées pourrait porter ses fruits.

Il était également essentiel de faire preuve d'ouverture d'esprit, de curiosité et surtout, de remettre en question mes propres croyances et conditionnements. Le but ultime étant d'accéder à un état de conscience supérieure, cela impliquait forcément de se défaire de mes perspectives égocentriques et limitées.

Enfin, et c'était sans doute le prérequis le plus fondamental, il me faudrait apprendre à lâcher prise, à me détacher de cette forme de souffrance mentale à laquelle j'étais devenue si profondément accro. Une invitation à renoncer à ce qui me semblait être ma seule identité pour renaître sous un jour nouveau... Un véritable défi, à la fois grisant et terrifiant !

Sur le plan physique, il m'a aussi été conseillé d'adopter un mode de vie sain et équilibré pour consolider cette pratique. Cela impliquait de revoir mon alimentation dans un sens plus léger et végétarien, de réduire les excitants, comme l'alcool ou la caféine, mais aussi de préserver des temps de repos suffisants pour permettre au corps et à l'esprit d'intégrer les changements de façon optimale.

Je suis repartie de cette semaine d'immersion absolument galvanisée, mais aussi quelque peu déstabilisée et pourquoi pas, effrayée, par tout ce qui m'attendait. Passer de la théorie concrète aux prérequis d'un tel changement en passant par une remise en question radicale de mon mode de vie actuel et de ma personnalité profonde était un vrai défi à relever.

J'avais l'impression d'avoir ouvert la boîte de Pandore... mais dans le bon sens cette fois. Il n'y avait plus qu'à franchir le cap !

5. La pratique pas-à-pas

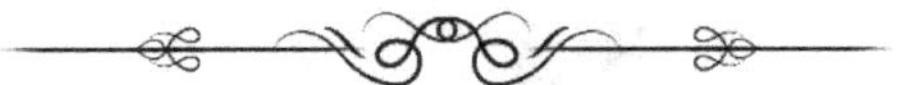

Après la préparation physique et mentale du programme *inner engineering*, j'étais prête à intégrer pleinement la pratique du Shambhavi Mahamudra dans mon quotidien. Ou du moins, à le faire autant que possible, jusqu'à ce que cela devienne une nouvelle bonne habitude. Si les bases théoriques étaient acquises, il était désormais temps de passer à l'action. Il est important de rappeler ici que la pratique de Shambhavi Mahamudra doit se faire dans le cadre d'une initiation proposée par le centre Isha (il existe une initiation en ligne et en français, très pratique et accessible à tous).

5.1   Les asanas (postures)

Les séances commençaient par un échauffement de 10 à 15 minutes avec des asanas de yoga pour assouplir le corps, le tonifier et stimuler la circulation sanguine. Avant la méditation, on pouvait faire trois postures préparatoires destinées à favoriser l'ouverture du corps et l'éveil intérieur : l'invocation pour la connexion, la posture du papillon pour la flexibilité des hanches et des étirements alternés de jambes, suivie de la posture du chat pour la flexibilité de la colonne vertébrale. Adaptées par Sadhguru, ces postures préparaient physiquement et mentalement à la pratique de Shambhavi Mahamudra, rendant la méditation accessible, malgré les raideurs corporelles et allant au-delà du physique pour ouvrir les portes de la perception intérieure.

5.2   Le pranayama (exercices respiratoires)

Après cet échauffement en douceur, la séance entrait alors dans une phase importante : le pranayama – ou la maîtrise de la respiration consciente. Assis en posture Ardhsidhasana, je devais suivre les instructions précises de mon professeur pour réaliser différentes techniques de contrôle du souffle, chacune ayant un but énergétique spécifique.

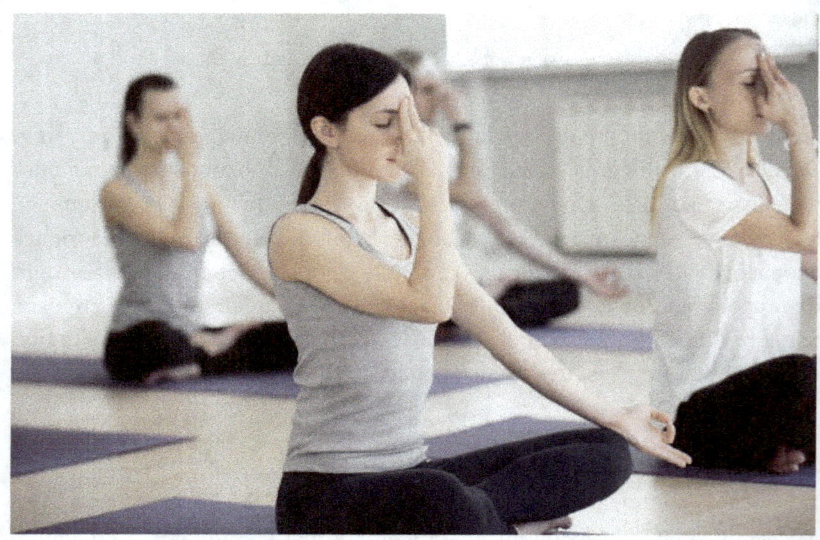

La pratique Nadi Shodhana ou respiration alternée, se pratique en inspirant par une narine (l'autre narine étant maintenue fermé avec ses doigts) et en expirant par l'autre (en fermant l'autre narine). C'est un exercice d'équilibrage du flux énergétique entre les deux canaux ida et pingala.

À chaque fois, l'objectif était de libérer le pranayama kosha, le corps énergétique subtil, des obstructions et des blocages accumulés.

Avec la pratique, j'ai appris à maîtriser ces exercices en imaginant les flux d'énergie monter et descendre le long de mes canaux. Une expérience unique de conscience du corps que je n'avais jamais ressentie auparavant !

5.3   Le Shambhavi Mahamudra

Le Shambhavi Mahamudra est une technique enseignée par Sadhguru qui vise à harmoniser l'énergie vitale du pratiquant en 21 minutes.

Elle comprend la respiration alternée, le chant du "OHM", les tremblements de respiration et les bandas, aboutissant à une méditation centrée sur le troisième œil.

Accessible à tous via l'encadrement d'instructeurs ou des vidéos, cette pratique offre des bienfaits, tels que la réduction du stress, l'amélioration de la concentration, de la santé physique et émotionnelle, et une plus grande connexion avec soi et l'entourage.

Une pratique régulière mène à une paix intérieure et à une joie accrue, profitant également à la société par le développement d'une conscience de soi élargie.

6. Intégrer Shambhavi dans sa vie

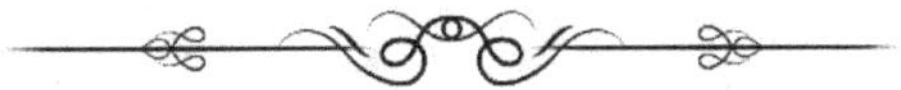

Quand il a fallu intégrer cette pratique dans mon quotidien, ce fut un véritable défi, tant cette discipline exigeait une profonde remise en question de mes habitudes et de mon mode de vie !

6.1 La routine idéale

Sur les conseils de mon instructeur, j'ai rapidement adopté un rituel quasi immuable pour incorporer le Shambhavi Mahamudra à mon emploi du temps. Chaque matin, je me levais aux aurores pour une séance d'environ une heure trente, débutant par les asanas, suivi par le pranayama avant de conclure par 45 minutes de Shambhavi Mudra et de méditation assise.

Une fois ce temps passé dans le calme et la concentration, je pouvais entamer ma journée, l'esprit purifié et empli d'énergie. Entre les tâches professionnelles, les obligations domestiques et les imprévus du quotidien, je m'efforçais de pratiquer deux autres micro-séances d'une vingtaine de minutes de Shambhavi et pranayama, soit une à la mi-journée et l'autre en début de soirée.

Les premiers temps furent éprouvants, je ne le cache pas. Mon mental actif et d'éternelle insatisfaite avait beaucoup de mal à rester concentré sur ces pratiques sans papillonner et vagabonder d'une pensée à l'autre. Ma tendance à l'impatience me poussait aussi à vouloir bouger, faire autre chose, contrôler les choses... Bref, un véritable chemin de croix pour parvenir à rester sereinement ancrée dans l'instant présent !

6.2   Surmonter les difficultés

Heureusement, durant ce processus, je suis pas restée livrée à moi-même. À chaque fois que je butais sur une difficulté (et il y en eut !) mon instructeur était là et il s'est montré d'un soutien et d'une bienveillance sans faille.

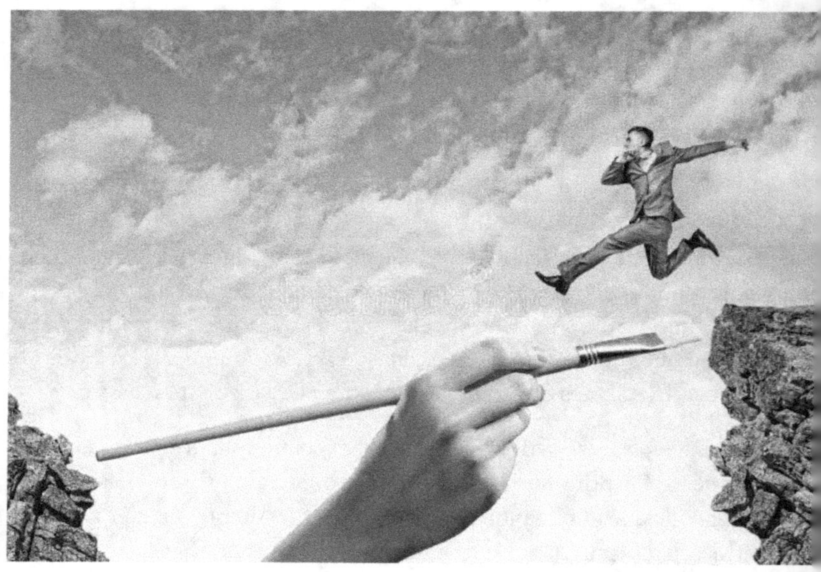

Il m'a d'abord fallu revoir en profondeur mon hygiène de vie. Mon penchant pour les excès festifs et l'alcool a logiquement été le premier point à rectifier. Pas de pratique sérieuse envisageable avec une telle pollution de mes canaux ! J'ai donc dû faire une véritable cure de désintoxication pour retrouver un état physique et mental propices à la pratique du Shambhavi Mudra.

Mon alimentation a également connu un profond lifting. Exit les plats trop gras ou trop lourds à digérer, bonjour les repas végétariens sains, légers et naturels. Une transition compliquée dans un premier temps, mais rapidement, j'ai pu constater que mes problèmes récurrents de digestion avaient disparu, laissant la place aux bienfaits de ce rééquilibrage.

Mais, sans surprise et sans conteste, le plus gros défi a été d'intégrer la discipline et la régularité nécessaires à cette pratique. Devenue experte dans l'art de trouver des excuses, j'ai souvent remis à plus tard, de zapper une séance par-ci par-là, histoire de déguster un bon fast-food ou de savourer le plaisir d'une grasse matinée... Jusqu'à ce que je réalise à quel point ces manquements sabordaient tous les bénéfices que j'avais pu acquérir jusque-là !

6.3 Les premiers bienfaits

Je me suis donc reprise en main et, après quelques mois de stricte application de cette routine, les premiers effets positifs sont apparus. Tout d'abord sur le plan physique, avec un regain d'énergie indéniable. Adieu les terribles coups de barre qui me mettaient à plat chaque après-midi. Désormais, j'expérimentais avec joie une énergie et un dynamisme serein, stable et durable.

Sur le plan psychique, les changements furent plus discrets, mais tout aussi notables. Mon mental était de plus en plus solide et réagissait mieux, face aux réactions anxiogènes et autres pensées parasites qui m'assaillaient.

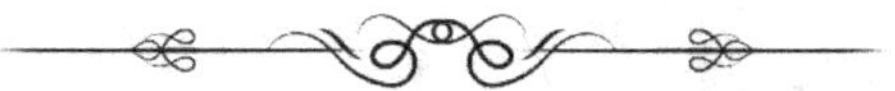

Si les bénéfices physiques et énergétiques furent les premiers à se manifester après quelques mois de pratique, ce sont indéniablement les changements mentaux qui se révélèrent les plus profonds et les plus durables. Ce fut un véritable bouleversement intérieur, qui me permit de transformer mon rapport au monde.

7.1   Lâcher prise et détachement

La pierre angulaire de cette reconquête fut l'apprentissage progressif du lâcher-prise et du détachement à l'égard des pensées et des émotions envahissantes. Grâce aux séances régulières de Shambhavi Mahamudra, je suis peu à peu parvenue à observer ces vagues intérieures avec davantage de recul et de sérénité, au lieu de m'y cramponner.

Plutôt que de les fuir ou de les combattre, j'ai appris à les accueillir, puis à les laisser passer sans m'y accrocher. Une forme de pleine conscience en action, loin des états de fuite et d'évitement dans lesquels j'avais toujours baigné et dans lesquels je me complaisais.

Grâce à ce nouvel espace de liberté gagné dans mon esprit, les angoisses qui me parasitaient, les pensées obsédantes et les autres schémas émotionnels toxiques se sont dissous d'eux-mêmes, soudainement privés de l'attention que je leur accordais jusque-là.

Au fil des mois, ce détachement s'est propagé dans toutes les sphères de ma vie. Que ce soit le stress professionnel, les aléas relationnels ou les imprévus du quotidien, j'ai pu enfin lâcher prise au lieu de me crisper. En fait, j'ai acquis une forme d'acceptation bienveillante et de confiance dans le flux de la vie.

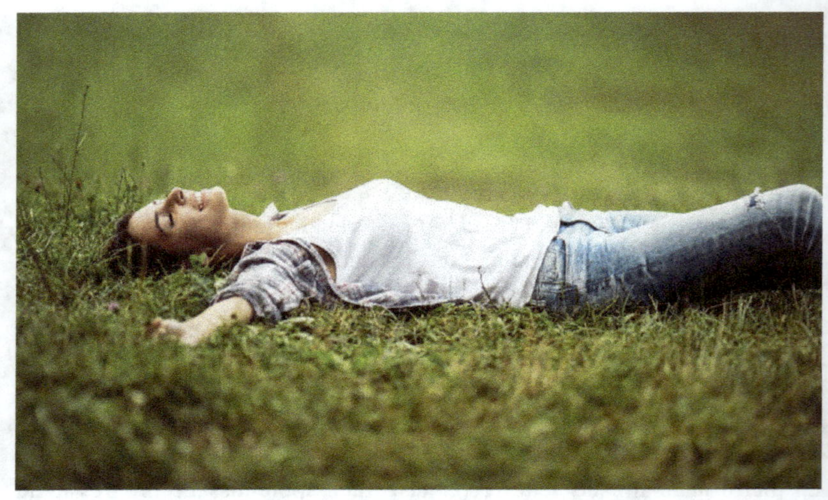

7.2 Maîtriser ses pensées

Parallèlement, les exercices de concentration à faire durant le Shambhavi Mahamudra ont aussi renforcé mon contrôle de l'attention et la maîtrise de mes pensées. Là où, auparavant, je laissais mon esprit divaguer sans le freiner, je suis devenue capable de choisir sur quoi me concentrer.

Grâce à cette nouvelle capacité, j'ai pu écarter plus facilement toutes les pensées parasites et chronophages qui m'empoisonnaient la vie. Fini les ruminations sans fin sur le passé et les projections angoissantes pour le futur ! Désormais, je privilégiais l'ancrage dans l'instant présent, qui est un état d'éveil concentré, mais apaisé, que je n'aurais jamais cru atteindre un jour.

Cette maîtrise renforcée a aussi fait émerger chez moi une forme de perspicacité et de vivacité d'esprit. Comme si la pratique du Shambhavi avait nettoyé la buée qui me cachait la vue, me permettant de percevoir chaque situation avec une nouvelle clarté.

Que ce soit pour résoudre des problèmes, avoir des éclairs d'inspiration ou simplement décrypter les dynamiques relationnelles, cette pleine conscience m'a littéralement transformée. Un changement que mon entourage a d'ailleurs vite remarqué et admiré.

7.3   Réduire le stress et l'anxiété

Bien que les effets "collatéraux" soit plus élevés que l'objectif de départ, le Shambhavi Mahamudra s'est révélé un puissant antidote naturel contre les maux qui n'avaient cessé de me torturer jusque-là, c'est-à-dire le stress, l'anxiété et les tendances dépressives.

D'une part, la pratique elle-même, notamment grâce à ses aspects méditatifs, respiratoires et sa focalisation sur l'instant présent, provoquait en moi un calme et une détente profonde, apte à dissiper les tensions nerveuses. Un véritable bol d'air frais pour mon mental.

D'autre part, les changements de la perception que j'avais du monde et l'abandon des pensées négatives ont largement contribué à apaiser mes angoisses. En supprimant les ancrages toxiques et les croyances égocentriques, le Shambhavi m'a fait gagner en sérénité et en confiance, quelles que soient les circonstances extérieures.

8. Les bénéfices physiques

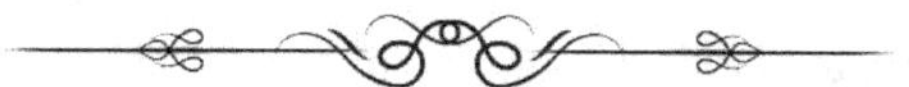

8.1 Un corps plus énergique

Si les bienfaits psychologiques et émotionnels du Shambhavi Mahamudra ont été une révélation saisissante, les changements physiques furent également spectaculaires. Je vivais une véritable renaissance énergétique !

Le premier constat, presque immédiat, a été un regain de vitalité absolument sidérant. Adieu les perpétuelles sensations d'épuisement en fin d'après-midi ! Désormais, je me sentais pleine d'énergie du matin au soir, un dynamisme jamais éprouvé jusqu'alors.

Bien que les matinées soient les moments les plus propices aux pics de tonus, je n'étais plus sujette à ces brutales chutes de régime qui jalonnaient mes après-midis. J'avais gagné en vitalité et en équilibre, dans lesquels je pouvais puiser sans limite.

Au-delà de cette vigueur retrouvée, le Shambhavi Mahamudra semblait avoir remis en ordre de nombreux dysfonctionnements physiologiques qui m'accablaient. Mes troubles digestifs se sont comme évaporés, remplacés par un confort que je ne connaissais plus. Un bien-être qui a fait des miracles sur mon transit et sur mon poids.

Même mes anciennes douleurs articulaires ou musculaires avaient disparu en grande partie, comme par magie, et cela, sans avoir spécialement modifié ou intensifié mes activités physiques. J'en conclus donc que c'est la pratique du Shambhavi, par son action de relâchement des tensions, qui semble avoir eu un effet positif sur tout cela.

De mémoire, je n'avais plus connu un tel état de forme depuis ma prime jeunesse. C'était un véritable retour aux sources, comme si mon capital vital s'était renouvelé, optimisé par cette pratique énergétique.

8.2   Vitalité et immunité renforcées

Au fil des semaines et des mois, les bénéfices physiques se sont même renforcés dans des proportions que je n'aurais jamais pu imaginer.

Tout d'abord, j'ai pu constater une nette amélioration de ma vitalité et de ma résistance aux divers maux qui jalonnent le quotidien et les saisons. Finis les rhumes qui menaçaient à chaque changement de temps et désormais, quand une vague d'épidémie de grippe ou de gastro-entérite déferlait dans mon entourage, j'étais la dernière encore debout, rarement affectée par ces désagréments.

Face à mes questions, mon instructeur m'a expliqué que ce regain immunitaire n'avait rien d'étonnant, que c'était grâce aux effets du Shambhavi sur le corps physique et énergétique. La pratique agit comme un puissant nettoyage des canaux pranamiques ; une forme de lessivage en profondeur qui débarrasse l'organisme des toxines et autres résidus énergétiques accumulés.

En rétablissant une circulation saine du prana vital à travers les différents koshas ou enveloppes corporelles subtiles, le Shambhavi permettrait, en quelque sorte, de « débloquer les tuyaux » et de relancer les fonctions d'auto régénération et d'autoguérison naturelles du corps.

Certaines postures pratiquées dans les séances quotidiennes, comme le Nauli, viseraient plus particulièrement à tonifier les organes vitaux, comme les reins, la vessie, le foie ou les intestins. Un véritable massage intérieur destiné à stimuler l'élimination des déchets métaboliques et à désencrasser la machinerie corporelle.

Dans la même veine, les techniques respiratoires du pranayama, telles que la puissante Bhastrika ou "respiration du feu", auraient pour effet de nettoyer le sang et de revigorer les poumons, tout en optimisant l'apport en prana, cette oxygénation en profondeur, qui participerait aussi à renforcer les défenses immunitaires.

Quant à la pratique du Shambhavi Mudra à proprement parler, son influence bénéfique serait à chercher du côté de l'équilibre psychosomatique. En apaisant le mental agité et toutes les tensions nerveuses, cette méditation permettrait de faire retomber le stress oxydatif et d'inflammation chronique.

Tous ces effets combinés auraient ainsi pour vertu de régénérer le corps physique dans son ensemble, tout en le protégeant des agressions extérieures. Revivifié et désengorgé, ce dernier pourrait alors se consacrer pleinement à ses fonctions immunitaires, selon les préceptes de sagesse du yoga tantrique. Une théorie que mes expériences sur le terrain ont amplement confirmée.

8.3 Bien-être général

Au-delà des véritables progrès enregistrés sur le plan de l'énergie vitale et des défenses immunitaires, ce sont tous les autres aspects de ma vie qui ont été sublimés par la pratique assidue du Shambhavi Mahamudra. Une véritable renaissance dans mon corps, mais aussi dans mon esprit.

Tout d'abord, je me suis sentie vraiment mieux dans mon corps. Je n'éprouvais plus ces attaques de stress, ces bouffées d'angoisses ou de changements d'humeur inexpliqués. Peu à peu, j'ai ressenti une certaine sérénité et j'ai expérimenté une forme d'équilibre, qui se propageait jusqu'au plus profond de mes fibres, comme si mes émotions s'était apaisées.

Le changement fut d'abord subtil, presque imperceptible. Puis, j'ai remarqué que de petits désagréments qui, en temps normal, me faisaient sortir de mes gonds ou entraînaient une crise d'angoisse, n'ont plus provoqué qu'une réaction mesurée et rationnelle. Une sorte d'indifférence, un lâcher-prise libérateur.

Mon entourage n'a pas manqué de remarquer ce nouvel état d'esprit, cette nouvelle capacité à faire face aux situations avec calme, sans jamais me laisser submerger par le stress. J'étais loin des attitudes de défense ou de réaction démesurées d'avant !

En parallèle de cette nouvelle sérénité, le Shambhavi Mahamudra a aussi provoqué de profonds chamboulements physiques, qui se sont tous avérés bénéfiques. Tous mes désagréments, comme ces douleurs diffuses et autres dysfonctionnements qui m'empoisonnaient l'existence, se sont comme évaporés.

Grâce à cette pratique, j'ai retrouvé un moyen de m'ancrer dans la matière, j'ai retrouvé des fondations solides dans mon corps physique que je ne connaissais plus. Enfin, j'appréciais mon corps, je n'entretenais plus ce rapport de défiance, voire de rejet vis-à-vis de cette enveloppe. Désormais, j'étais sereine, j'étais consciente de ses rythmes et de ses besoins.

Cet équilibre retrouvé m'a également permis de dire adieu aux innombrables troubles digestifs, migraines, éruptions cutanées et autres maux dont je souffrais. Cette pratique m'a surtout permis de supprimer les tensions et mon organisme a enfin pu se remettre à respirer et à fonctionner naturellement.

Dernière conséquence – et non des moindres – de cet ancrage : une libido revigorée. Loin des considérations purement sexuelles, cette énergie désormais décuplée a littéralement donné un coup de fouet à tous les aspects de ma vie, comme si je renaissais après une longue hibernation.

Alors que j'évoluais avec peine dans une forme de pseudo-dépression chronique durant mes années les plus dures, je me suis soudain retrouvée animée d'un enthousiasme et d'un appétit de vivre exaltant. Chaque jour devenait une nouvelle aventure, chaque projet était un défi à relever avec dynamisme et euphorie.

Dans un premier temps, cette énergie retrouvée déstabilisa mes proches. Mais rapidement, ils ont tous fini par envier cette joie de vivre communicative. Une vraie renaissance, un nouveau départ pour une nouvelle vie.

9. S'alimenter pour doper son énergie

9.1 Comprendre la digestion

Dans le cadre du Shambhavi Mahamudra, pendant le séminaire d'une semaine, nous avons aussi abordé la question de l'alimentation. L'un des premiers enseignements fut de mieux comprendre le processus de la digestion. Loin d'être anodin, le fait que les aliments puissent être assimilés correctement est la première condition pour que le corps puisse utiliser au mieux son énergie.

Selon les préceptes du yoga tantrique, la digestion représente le feu intérieur, l'agni, qui métabolise nos aliments en combustible pranamique. Plus ce feu digère correctement ce que nous ingérons, mieux il peut distribuer le prana dans tous les canaux du corps et mieux nous sommes en forme, physique et mentale.

À l'inverse, une digestion perturbée ou inefficace produit une importante quantité de déchets internes, des toxines qui s'accumulent et qui obstruent les voies de circulation de l'énergie. Un cercle vicieux qui provoque de la fatigue, des inflammations chroniques et une plus grande vulnérabilité aux maux de toutes sortes.

C'est pourquoi, lorsqu'on s'engage sur la voie du Shambhavi Mahamudra, il est essentiel d'accorder une attention particulière à cette fonction primordiale. Les instructeurs m'ont conseillé de commencer par observer attentivement mes cycles de digestion jour après jour, en étant à l'écoute de tout signal d'inconfort, ballonnement ou autres lourdeurs.

J'ai pu rapidement identifier les principales carences de mon régime alimentaire. Je consommais beaucoup trop de graisses animales, d'aliments industriels et de plats lourds à digérer, ce qui constituait les freins principaux pour une assimilation optimale des nutriments. Sans parler des horaires aléatoires qui ne respectaient pas les rythmes naturels de mon agni (feu intérieur).

Au contraire, les repas végétariens équilibrés étaient plus facilement assimilables et me laissaient une sensation de légèreté et d'énergie plus importante pour ma pratique. Tout prenait son sens : pour que le corps puisse se consacrer pleinement à l'intériorisation du Shambhavi plutôt que de tenter de digérer une nourriture trop lourde, prise à des moments peu opportuns, il fallait revoir ma façon de m'alimenter.

9.2   Gérer les sucres et la glycémie

Au-delà de la simple qualité nutritive des aliments, un autre point important pour bénéficier d'une digestion optimale a été la gestion de mon apport en glucides. Un aspect qui touche à des notions à connaître, en termes de régulation de la glycémie et d'équilibre acido-basique, toujours selon les préceptes de l'alimentation consciente.

Dès les premières séances d'explications, les instructeurs ont insisté sur l'importance de limiter au maximum les sucres raffinés et autres glucides à indice glycémique élevé. Nous avons appris que, non seulement ce sont de véritables bombes caloriques, mais qu'ils sont aussi la première source d'inflammation et de déséquilibre acido-basique dans l'organisme.

Il s'avère que lorsqu'on ingère ces sucres rapides, qu'ils proviennent de produits industriels sucrés ou de féculents raffinés, comme le pain blanc, ils provoquent une montée brutale de glycémie dans le sang. Pour résorber cette augmentation massive, le pancréas doit alors produire une quantité importante d'insuline, l'hormone de stockage du sucre. Un phénomène de yo-yo particulièrement délétère à long terme.

Or, il faut savoir que, non seulement ce phénomène use prématurément notre capital énergétique, mais il crée aussi de fortes réactions inflammatoires et une acidose généralisée des tissus. Le socle idéal pour toutes sortes de dysfonctionnements.

À l'inverse, une régulation correcte des apports en sucres lents et des aliments à faible indice glycémique, comme ceux contenus dans les fruits, les légumes, les céréales complètes ou les légumineuses, permet de lisser la courbe de glycémie. L'insuline n'est alors sollicitée que de façon normale et le métabolisme peut se concentrer sur ses autres fonctions, comme l'auto-régénération des cellules.

Au début, inutile de cacher que cela m'a demandé un vrai et important travail sur moi pour parvenir à renoncer à toutes ces friandises et ces aliments qui me faisaient tant envie. Cependant, j'ai pu en ressentir tous les bénéfices très rapidement.

En effet, adieu les coups de pompe de l'après-midi et les envies de grignoter n'importe quoi. Mon énergie s'est progressivement stabilisée, jusqu'à rester au même niveau tout au long de la journée. Fini le fameux syndrome de 17 h où mon corps, débordé par les pics et les chutes de glycémie, lâchait prise.

Sur le plan digestif, l'impact fut également significatif. En supprimant les glucides rapides, qui étaient la principale source d'inflammation et d'acidose de mon alimentation, comme je l'avais appris lors du séminaire, j'ai instantanément réduit les lourdeurs, les ballonnements et autres inconforts. Comme si mon feu digestif pouvait de nouveau brûler sereinement et efficacement, sans être pollué.

Grâce à cet apaisement, les effets toniques et énergisants de la pratique du Shambhavi Mahamudra se sont amplifiés. Plus de résidus encombrant les canaux pranamiques, l'énergie circulait en toute fluidité.

La leçon était claire : savoir maintenir une stabilité dc ses niveaux glycémiques était la condition *sine qua non* – et la première – pour s'engager sur les sentiers spirituels et énergétiques d'une discipline comme le Shambhavi. Une ouverture sur une philosophie d'alimentation consciente, qui allait bien au-delà des simples notions de régime ou de perte de poids.

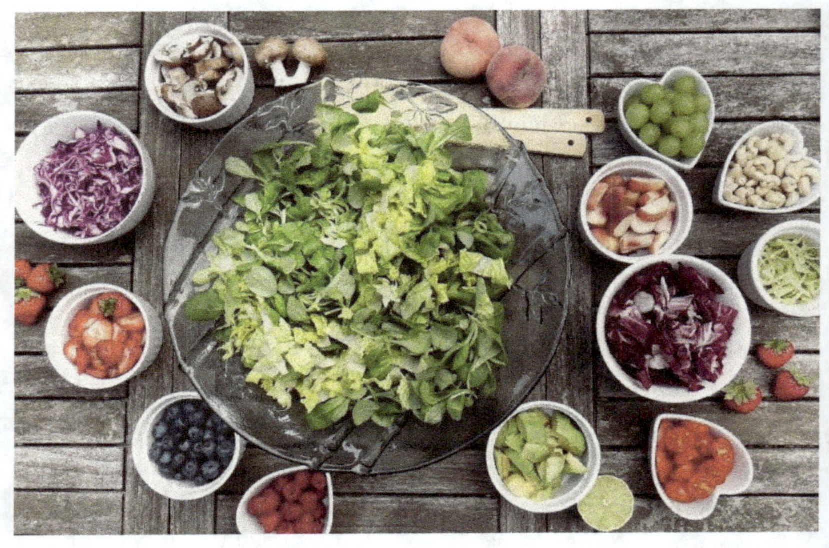

9.3 Quelques conseils nutritionnels

Forte de ces premiers enseignements sur l'importance d'une digestion saine et d'une bonne régulation des sucres, j'ai revu mon rapport à la nourriture et à l'acte de bien me nourrir. Bien loin de privations quelconques, cette réforme alimentaire m'a plutôt ouvert les portes vers une libération.

Tout a commencé par un grand ménage de fond dans mes placards. Exit les plats industriels tout prêts, trop gras, trop salés ou trop sucrés. Adieu aussi les mauvaises huiles de cuisson, comme les huiles végétales, riches en oméga-6, qui provoquent des inflammations. Elles ont été remplacées par des huiles de première pression à froid, comme l'huile d'olive, de colza ou de noix. De même pour les produits laitiers d'origine animale, remplacés par des versions végétales.

Cette transition vers des aliments frais, complets, issus de l'agriculture raisonnée ou bio – dans la mesure du possible – s'est faite en douceur, bien évidemment. J'ai ainsi gardé certains aliments réconfort, comme le chocolat noir, à petite dose et pour les coups de blues passagers.

Au-delà de changer la simple nature des aliments, j'ai également revu mes habitudes alimentaires. Le jeûne intermittent est devenu un précieux allié, me permettant de réguler naturellement ma glycémie et ma production d'insuline ; et je ne saute plus les petits-déjeuners.

J'ai donc instauré une fenêtre de seize heures sans alimentation. Pendant cette période, je me contente de boire de l'eau, des tisanes et des bouillons sans calories. Mes deux repas principaux se situent ainsi en fin de matinée et en début de soirée. Cette nouvelle manière m'a permis d'expérimenter à nouveau la sensation naturelle de faim, ce qui m'a permis aussi de mieux être à l'écoute des besoins de mon corps.

Lorsque je mange, j'accorde désormais une grande importance à la mastication. Je mâche longuement chaque bouchée, jusqu'à obtenir une consistance crémeuse avant de l'avaler. Cette pratique favorise la digestion en amorçant le processus enzymatique dès la bouche. Elle contribue aussi à ralentir le rythme des repas, qui sont généralement pris bien trop vite dans notre société moderne. Ce qui permet également de déterminer et d'enregistrer le signal de satiété.

Sur les conseils d'un naturopathe, j'ai également intégré des enzymes digestives naturelles à certains repas, en particulier dans les plats à base de légumes secs ou de viande. Cette supplémentation facilite le travail des sucs digestifs et prévient les troubles fonctionnels.

Enfin, dernier changement de cette réforme, et non des moindres pour notre belle planète, désormais, je veille à respecter le cycle des saisons et j'achète des produits locaux. Outre les bénéfices indéniables sur l'environnement, ce régime de type "km 0" optimise les apports nutritionnels grâce à la fraîcheur et à la maturité des aliments, récoltés au bon moment et à la bonne saison.

Ces ajustements, mis en place par petites touches, ont complètement transformé mon rapport à l'alimentation. Alors que je mangeais parfois en ressentant de la culpabilité au vu du nombre de calories ingérées, les repas sont devenus un plaisir sain, conscient et rassasiant. Cette libération a largement contribué au succès de ma démarche globale pour retrouver une bonne santé.

10. Défis et approfondissement de la pratique

10.1 Rester motivé sur le long terme

Lorsqu'on se lance dans une nouvelle pratique, on est très motivé et très engagé. Pendant les premiers temps, tout au moins. Mais plus le temps passe, et plus, parfois, pour maintenir cette motivation, il faut s'accrocher. Voici donc quelques stratégies éprouvées pour rester motivé tout au long du parcours.

Se fixer des objectifs clairs : afin de maintenir votre motivation au plus haut niveau, il est essentiel de définir des objectifs clairs et atteignables. Quels sont les résultats que vous souhaitez obtenir ? Que ce soit une meilleure gestion du stress, une augmentation de l'énergie ou une plus grande clairvoyance, identifiez clairement vos objectifs et notez-les. Cela vous permettra de rester concentré et motivé en gardant en tête les bénéfices que vous obtiendrez au bout du compte.

Créer une routine régulière : le fait d'instaurer un rituel est essentiel pour soutenir votre pratique. Il s'agit alors de définir des horaires quotidiens ou hebdomadaires, dédiés à votre pratique du Shambhavi Mahamudra. Que ce soit le matin au réveil ou le soir avant de vous coucher, choisissez le moment qui vous convient le mieux. En intégrant cette pratique de manière régulière dans votre emploi du temps, vous renforcez votre engagement.

Trouver un soutien : recherchez des personnes ayant le même intérêt que vous pour la pratique du Shambhavi Mahamudra. Rejoignez des groupes de méditation ou des communautés en ligne, au sein desquels vous pourrez interagir. Le fait d'avoir du soutien social vous aidera à rester motivé et engagé, car vous pourrez partager vos expériences, poser des questions et recevoir des encouragements.

Suivre votre progression : tenez un journal pour suivre vos progrès. Notez vos observations, les défis que vous avez relevés et vos victoires. Cela vous permettra de prendre conscience des changements et des améliorations. En voyant les résultats, vous maintiendrez votre motivation au plus haut niveau et vous serez plus enclins à poursuivre votre engagement envers cette pratique.

Trouver des sources d'inspiration : cherchez l'inspiration auprès d'autres personnes qui ont pratiquent le Shambhavi Mahamudra au quotidien. Lisez des livres, regardez des vidéos ou écoutez des podcasts, dans lesquels des pratiquants (et instructeurs) partagent leurs expériences et les bienfaits qu'ils ont tiré de cette pratique. Leurs témoignages serviront à maintenir votre motivation et à renforcer votre implication.

10.2 Approfondir sa pratique

Maintenant que vous avez établi des bases solides, il est temps d'approfondir votre pratique. Voici des moyens de renforcer votre expérience et d'explorer de nouvelles dimensions du Shambhavi Mahamudra.

Explorez les variations : c'est une pratique riche et tout à fait adaptable. Vous pouvez commencer par les techniques de base, mais au fur et à mesure de votre progression, vous pouvez aussi expérimenter d'autres formes, des variations de la pratique. Par exemple, vous pouvez intégrer des mudras spécifiques ou des représentations visuelles pendant votre méditation. Cela vous permettra d'approfondir votre expérience et d'explorer de nouveaux aspects.

Participez à des retraites ou à des séminaires : pour une immersion plus profonde, vous pouvez aussi participer à des retraites ou à des séminaires, animés par des enseignants expérimentés. Ces événements vous proposent une pratique intensive, un approfondissement de la compréhension de cette pratique et la possibilité d'interagir avec d'autres praticiens. Ces retraites peuvent être véritablement transformatrices, renforçant votre engagement envers la pratique.

Intégrez des pratiques complémentaires : pour enrichir votre pratique, vous pouvez intégrer des outils complémentaires. Par exemple, la méditation de pleine conscience peut être une pratique à combiner. Elle vous aidera à développer une plus grande conscience de l'instant présent et à approfondir votre connexion avec vous-même. De même, le yoga doux peut être bénéfique pour assouplir votre corps, renforcer votre posture et favoriser un état de calme intérieur.

Cultivez l'état d'esprit de l'apprenti : approfondir votre pratique signifie être ouvert d'esprit et adopter une attitude d'apprentissage de tous les instants. Abordez chaque séance de méditation avec la curiosité d'un débutant, même si vous avez déjà une certaine expérience en la matière. Soyez prêt à explorer de nouvelles facettes de vous-même et à remettre vos croyances et vos limites en question. Cultiver cet état d'esprit vous permettra de continuer à grandir et à évoluer dans votre pratique.

Trouvez un mentor ou un enseignant : si vous souhaitez approfondir votre pratique de manière significative, il vous faudra peut-être trouver un mentor ou un enseignant qualifié. Il sera là pour vous guider, répondre à vos questions et vous aider à surmonter les défis. Il peut vous ouvrir à de nouvelles perspectives et vous donner des conseils pratiques pour enrichir votre pratique.

10.3 Influencer son entourage

Lorsque vous pratiquez le Shambhavi Mahamudra, vous pouvez ressentir le désir de partager ses bienfaits avec votre entourage. Cependant, cela peut s'avérer difficile, notre société étant encore peu portée sur la connaissance de telles pratiques. Voyons ici quelques approches pour influencer positivement votre entourage et les encourager à découvrir les bienfaits de cette discipline.

Être un exemple vivant : l'un des moyens les plus efficaces est d'être un exemple vivant des bienfaits que vous procure cette pratique. Lorsque votre entourage aura constaté des changements positifs, il ne pourra qu'être encouragé à explorer cette pratique par lui-même. Soyez donc cohérent dans votre pratique et laissez les résultats parler d'eux-mêmes.

Partager votre expérience : parlez ouvertement de votre expérience. Expliquez comment cette pratique a eu un impact positif sur votre vie et sur votre bien-être. Soyez honnête, en précisant non seulement les bénéfices, mais aussi les difficultés que vous avez rencontrés. C'est en partageant votre histoire que vous pourrez susciter de la curiosité et de l'intérêt chez les autres.

Fournir des informations : lorsque vous discutez de cette pratique avec votre entourage, assurez-vous de donner des indications claires. Expliquez les principes de base, les techniques utilisées et les avantages. Évitez autant que possible d'imposer vos opinions ; exposez plutôt des faits et des données qui pourront aider les autres à prendre une décision.

Invitation à des sessions de groupe : organisez des réunions pour parler du Shambhavi Mahamudra en groupe et invitez votre entourage à y participer. Les gens peuvent être plus enclins à essayer quelque chose de nouveau lorsqu'ils le font en compagnie d'autres personnes qu'ils connaissent et en qui ils ont confiance. Créez un environnement accueillant et stimulant où chacun se sentira à l'aise.

Respecter les choix individuels : il est important de se rappeler que chacun a ses propres préférences. Respectez les choix de votre entourage et ne le forcez pas. Montrez-vous compréhensif et respectueux, même – et surtout – si quelqu'un déclare son manque d'intérêt ou de motivation. Ne cherchez pas à convaincre, mais plutôt à semer les graines de la réflexion qui pourront les faire réfléchir.

En influençant votre entourage, vous pouvez créer un environnement de soutien et d'encouragement dans votre pratique. Souvenez-vous que chaque personne est unique et peut avoir des réactions différentes ; il importe donc de rester patient et respectueux.

59

11. Approfondir la méditation

11.1 Exploration des techniques avancées

Maintenant que vous avez posé les bases de votre pratique de méditation, il est temps d'explorer des techniques avancées qui peuvent vous aider à approfondir votre expérience et à développer votre clarté et votre calme intérieur. Voyons quelques-unes de ces techniques.

Méditation Vipassana : la méditation Vipassana, également connue sous le nom de méditation de la vision pénétrante, est une pratique qui encourage à développer une compréhension profonde de la nature, de l'esprit et de la réalité. Elle se concentre sur l'observation des sensations physiques, des pensées et des émotions, sans s'y attacher ni les juger. En pratiquant la méditation Vipassana, vous pouvez développer une conscience accrue de votre expérience intérieure et cultiver une certaine sagesse.

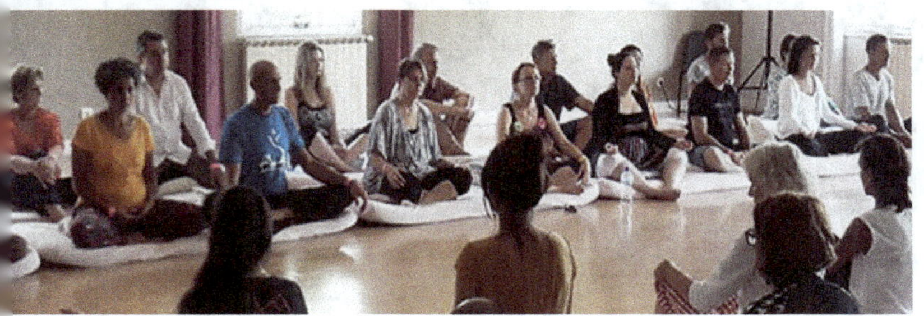

Méditation de pleine conscience : la méditation de pleine conscience, ou *mindfulness*, est une pratique qui consiste à être pleinement conscient de l'instant présent, en portant une attention non discriminante – sans jugement – à vos sensations, vos pensées et vos émotions. En vous entraînant à observer votre expérience avec une conscience ouverte, vous pouvez cultiver la présence et la clairvoyance. La méditation de pleine conscience peut être pratiquée en solitaire, assis en silence, ou en intégrant cette pratique dans vos activités quotidiennes.

Méditation des chakras : la méditation des chakras est une pratique qui se concentre sur l'activation et l'harmonisation des centres énergétiques dans le corps, appelés chakras. Nous en possédons sept, tout au long de la colonne vertébrale et chacun d'eux est associé à des qualités spécifiques. En méditant sur ces chakras, vous pouvez rééquilibrer et purifier votre système énergétique. Cette pratique peut inclure la représentation visuelle, la récitation de mantras ou le fait d'être concentré sur des sensations spécifiques dans les différents chakras.

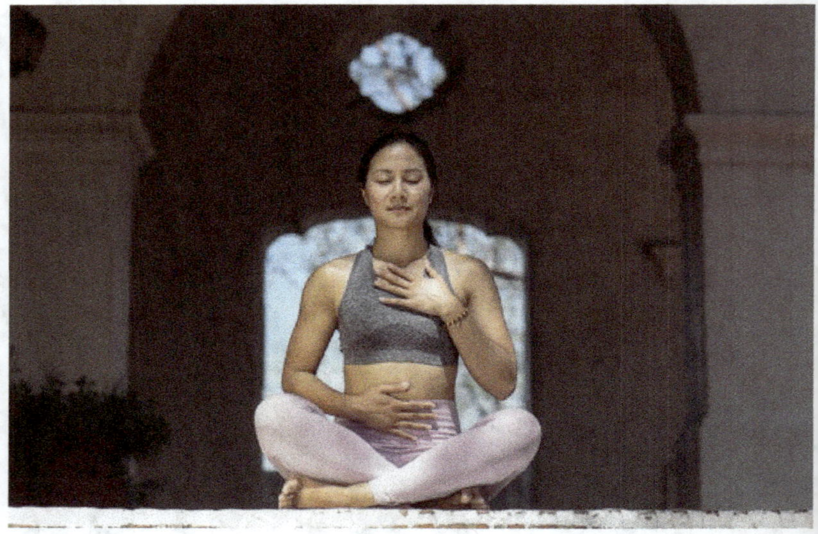

Méditation transcendantale : la méditation transcendantale est une technique de méditation qui utilise un mantra personnel pour aller au-delà des pensées et atteindre un état de conscience le plus pur possible. Cette pratique implique la répétition silencieuse du mantra de manière douce et sans effort, ce qui permet aux pensées de se calmer naturellement. Petite note : la méditation transcendantale est souvent enseignée par des instructeurs certifiés et peut nécessiter une initiation spécifique.

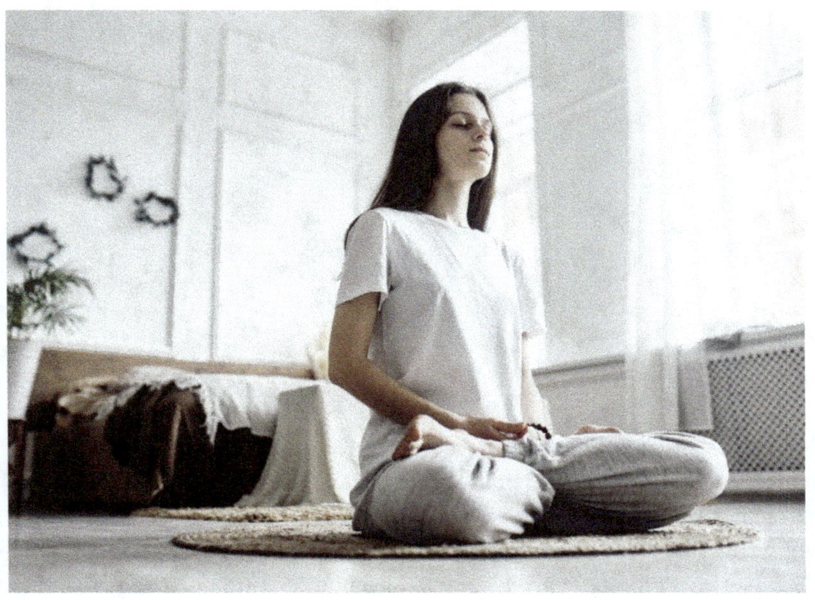

Méditation guidée : la méditation guidée est une pratique où vous suivez les instructions vocales d'un guide ou d'un enregistrement audio. Cela peut être particulièrement utile si vous avez du mal à rester concentré ou si vous souhaitez être guidé dans une exploration spécifique, telle que la représentation visuelle, la relaxation ou la cultivation de qualités positives, comme la bienveillance ou la gratitude. Il existe de nombreuses ressources disponibles, y compris des applications et des enregistrements en ligne, qui proposent des méditations guidées pour atteindre différents objectifs.

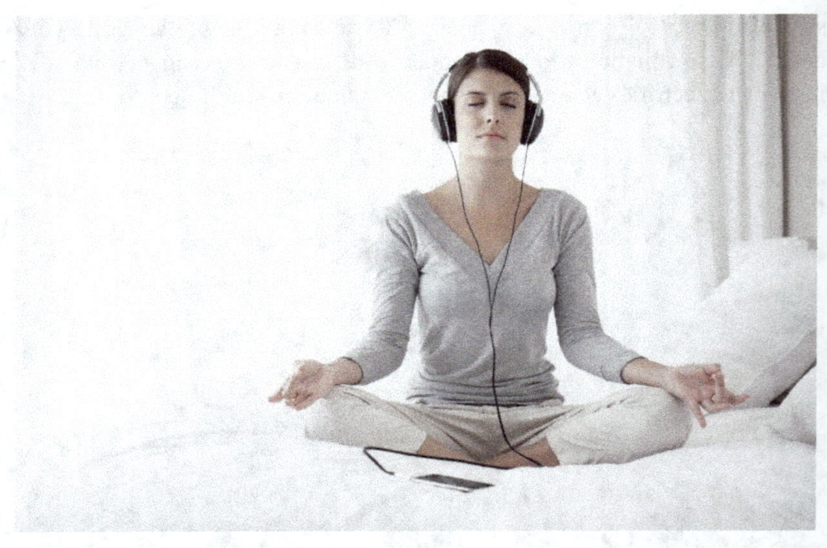

N'oubliez pas que l'exploration de ces techniques avancées demande du temps, de la patience et une pratique régulière. Choisissez une technique qui résonne particulièrement avec vous et intégrez-la progressivement dans votre quotidien de méditation. Soyez ouvert aux expériences et aux découvertes et rappelez-vous que la méditation est un voyage continu d'exploration intérieure.

11.2 Approfondissement de la concentration

Dans cette section, nous allons explorer des techniques spécifiques pour approfondir votre concentration pendant la méditation. En effet, la concentration est essentielle pour cultiver un esprit calme et stable, en vous aidant à développer une expérience méditative plus profonde.

Pratiquer la méditation sur un point focal : la méditation sur un point focal consiste à diriger toute votre attention sur un objet spécifique, tel que votre respiration, une image, un son ou une sensation physique. En vous concentrant intensément sur cet objet, vous entraînez votre esprit à rester ancré et à ne pas vous laisser distraire par d'autres pensées ou stimuli. Cette pratique renforce votre capacité de concentration et favorise l'apaisement de l'esprit.

Utiliser des techniques de comptage : une technique courante pour approfondir la concentration est le comptage des mouvements respiratoires. Lorsque vous respirez, comptez mentalement chaque cycle respiratoire, en vous concentrant sur le flux d'air qui entre et qui sort de votre corps. Décidez dès le début d'un nombre butoir, puis comptez chaque inspiration et expiration jusqu'à ce nombre, avant de recommencer à zéro. Cette pratique vous aide à maintenir votre attention sur votre respiration et à développer une concentration soutenue.

Pratiquer la méditation en marchant : la méditation en marchant est une pratique qui combine la marche consciente et la pleine conscience. Lorsque vous marchez, portez une attention attentive à chaque mouvement de votre corps, des articulations de vos jambes, à la sensation de vos pieds dans vos chaussures, ou de vos pieds sur le sol, et les différentes catégories de sol : herbe, terre ou béton, ainsi qu'à votre respiration. En vous focalisant exclusivement sur le processus de la marche, vous entraînez votre esprit à rester présent et à éviter la dispersion mentale. La méditation en marchant peut être une excellente alternative si vous avez du mal à rester assis pendant de longues périodes.

Cultiver l'équanimité : l'équanimité est une qualité mentale qui vous permet de maintenir une attitude équilibrée et détachée face aux fluctuations de votre expérience de méditation. En développant l'équanimité, vous pouvez éviter d'être emporté et distrait par les pensées, les émotions ou les sensations qui se présentent pendant la méditation, afin de rester concentré sur votre objectif. Vous pouvez cultiver l'équanimité en pratiquant la reconnaissance et l'acceptation de chaque pensée et chaque émotion, sans jugement ni attachement.

Éliminer les distractions : pour approfondir votre concentration, il est important de minimiser les distractions externes autant que possible. Il importe donc de choisir un endroit calme et tranquille pour méditer, d'éteindre les appareils électroniques qui pourraient vous distraire et d'informer les personnes de votre entourage que vous ne voulez pas être dérangé pendant votre séance de méditation. De plus, aménagez-vous un environnement propice à la concentration en éliminant les facteurs perturbateurs.

En intégrant ces différentes techniques dans votre pratique de méditation, vous pourrez renforcer votre capacité de concentration et approfondir votre expérience méditative en elle-même. Rappelez-vous toujours que la concentration est une compétence qui se renforce et s'améliore avec la pratique régulière ; alors, soyez patient et persévérant dans votre cheminement méditatif.

11.3 Cultiver la présence et l'ouverture

Dans cette section, nous allons explorer d'autres pratiques afin de vous aider à cultiver une présence profonde et une ouverture d'esprit pendant votre séance de méditation. Ces aspects sont essentiels pour approfondir votre expérience méditative et favoriser une plus grande clarté et un bien-être général.

Pratiquer la pleine conscience : la pleine conscience consiste à être pleinement conscient de l'instant présent, sans jugement ni attachement. En pratiquant la pleine conscience pendant votre séance, vous développez une capacité à observer vos pensées, vos émotions et vos sensations sans vous y identifier. Vous cultivez ainsi une présence profonde qui vous permet d'explorer votre expérience intérieure avec ouverture et curiosité.

Accueillir ce qui se présente : lorsque vous méditez, il est important d'accueillir toutes les expériences qui se présentent, qu'elles soient agréables, désagréables ou neutres. Au lieu de résister ou de rejeter certaines pensées, émotions ou sensations, pratiquez l'acceptation et l'ouverture envers tout ce qui émerge. Cultivez une attitude de bienveillance envers vous-même et envers votre expérience, en reconnaissant que chaque moment est une occasion d'apprentissage et de croissance.

Pratiquer la méditation sans but : la méditation sans but consiste à être simplement présent, sans chercher à atteindre un objectif spécifique. Au lieu de vous concentrer sur une technique ou un résultat particulier, laissez votre esprit se reposer dans un état de non-faire, en observant simplement ce qui se passe à chaque instant. Cela vous permet de vous connecter profondément avec le moment présent et de développer une ouverture d'esprit et une clarté naturelle.

Cultiver la bienveillance : la pratique de la bienveillance – ou de la compassion –, pendant la méditation peut vous aider à développer une ouverture du cœur, envers vous-même et envers les autres. En cultivant des pensées et des sentiments de bienveillance, vous développez une attitude aimante et attentionnée envers toutes les formes de vie. Vous pouvez diriger des souhaits de bonheur, de paix et de guérison envers vous-même, vos proches, et même envers des personnes avec lesquelles vous avez des difficultés. Cela favorise l'ouverture et la connexion profonde avec les autres.

Pratiquer l'observation sans jugement : lorsque vous méditez, observez vos pensées, vos émotions et vos sensations sans porter de jugement. Laissez-les simplement se présenter et s'évanouir, en cultivant une attitude d'observateur neutre. Évitez de vous attacher à certaines expériences ou de les repousser. Cette pratique vous permet de développer une ouverture d'esprit et une clarté envers votre expérience telle qu'elle est, sans interférence et sans jugements préconçus.

En intégrant ces pratiques dans votre méditation, vous pouvez cultiver une présence profonde et une ouverture d'esprit qui approfondiront votre expérience. Souvenez-vous que la méditation est un voyage continu d'exploration intérieure, et chaque pratique vous offre une opportunité de croissance et d'épanouissement.

12.1 La méditation de pleine conscience

La méditation de pleine conscience est une pratique qui consiste à porter une attention intentionnelle et sans jugement à l'instant présent. Elle implique de cultiver une conscience profonde de ses pensées, émotions, sensations corporelles et de l'environnement qui nous entoure.

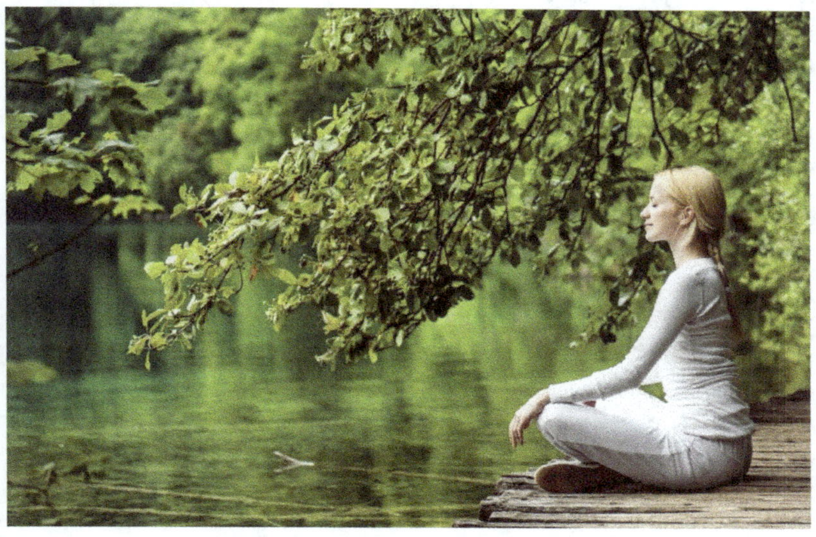

Les bases de la méditation de pleine conscience : la méditation de pleine conscience peut être pratiquée en étant assis confortablement, puis de fermer les yeux et en portant son attention sur sa respiration. L'objectif est d'observer les sensations de votre inspiration et de votre expiration, tout en restant ouvert à tout ce qui se présente dans l'expérience présente, qu'il s'agisse de pensées, d'émotions ou de sensations corporelles.

Observer sans jugement : un aspect fondamental de la méditation de pleine conscience est l'observation sans jugement. Lorsque des pensées ou des émotions surgissent, il est important de les observer simplement, sans les étiqueter comme bonnes ou mauvaises. Cette attitude de neutralité permet de développer une compréhension plus profonde de soi-même et de cultiver une attitude de bienveillance envers ses propres expériences.

Cultiver la présence : la méditation de pleine conscience nous invite à être là dans l'instant présent, en abandonnant les ruminations sur le passé ou les inquiétudes concernant l'avenir. En ramenant constamment notre attention à l'instant présent, nous pouvons développer une conscience plus claire et une plus grande appréciation des expériences quotidiennes.

Apporter la pleine conscience dans la vie quotidienne : la méditation de pleine conscience ne se limite pas à la pratique formelle assise. L'objectif est d'intégrer la pleine conscience dans toutes les activités de la vie quotidienne. Ainsi, on peut porter une attention consciente à des actions simples, comme marcher, manger ou se brosser les dents. En cultivant la pleine conscience dans notre vie quotidienne, nous pouvons développer une plus grande présence et une plus grande appréciation de chaque moment.

Les bienfaits de la méditation de pleine conscience : la méditation de pleine conscience a été largement étudiée, documentée et elle a démontré de nombreux bienfaits pour la santé mentale et physique. Elle peut réduire le stress, améliorer la concentration, favoriser une plus grande régulation émotionnelle et augmenter le bien-être général. La pratique régulière de la méditation de pleine conscience peut également favoriser des changements durables dans la façon dont nous interagissons avec nous-mêmes et avec le monde qui nous entoure.

En intégrant la méditation de pleine conscience dans votre vie, vous pouvez développer une plus grande conscience de vous-même et du monde qui vous entoure. Elle peut vous aider à cultiver la présence, à gérer le stress et à vivre de manière plus épanouie.

12.2 Le yoga doux au quotidien

Le yoga doux est une pratique qui combine mouvement doux, étirements, respiration consciente et relaxation pour favoriser la détente, la flexibilité et le bien-être général. Dans cette section, nous allons explorer la façon d'intégrer le yoga doux dans votre quotidien.

Les postures de yoga doux : le yoga doux est caractérisé par des postures qui sont accessibles à tous les niveaux de condition physique. Ces postures sont conçues pour étirer les muscles en douceur, améliorer la flexibilité et favoriser la relaxation. Certaines postures courantes du yoga doux comprennent la posture de l'enfant, la posture du chat-vache, la posture de l'arbre et la posture de la montagne. Il est important de pratiquer toutes ces postures avec douceur et d'écouter votre corps pour éviter tout inconfort ou douleur.

La respiration consciente : une composante essentielle du yoga doux est la respiration consciente. En portant une attention intentionnelle à votre respiration pendant les postures, vous pouvez favoriser la relaxation et la présence mentale. Pratiquez des respirations lentes, profondes et régulières, en vous concentrant sur l'expansion et la contraction de votre abdomen. La respiration consciente peut vous aider à vous détendre, à calmer l'esprit et à vous connecter avec votre corps.

La relaxation et la méditation : le yoga doux offre également des opportunités de relaxation profonde et de méditation. Après avoir pratiqué les postures, prenez quelques minutes pour vous allonger dans la posture de relaxation (Savasana) et détendez-vous complètement. Vous pouvez également ajouter une pratique de méditation guidée en vous concentrant sur votre respiration, en répétant un mantra ou en visualisant des images apaisantes. Ces pratiques aident à calmer l'esprit, à réduire le stress et à favoriser une plus grande clarté mentale.

Intégration dans la routine quotidienne : le yoga doux peut être intégré dans votre vie quotidienne de différentes manières. Vous pouvez choisir d'y consacrer une période spécifique chaque jour, que ce soit le matin, pour commencer la journée en douceur ou le soir, pour favoriser la relaxation avant le coucher. Vous pouvez également incorporer de courtes pauses de yoga doux tout au long de la journée, en effectuant quelques postures simples et en prenant quelques respirations conscientes pour vous détendre et vous recentrer.

Les bienfaits du yoga doux : le yoga doux offre de nombreux bienfaits pour le corps et l'esprit. Il aide à améliorer la flexibilité, à renforcer les muscles, à favoriser une meilleure posture et à soulager les tensions physiques. Sur le plan mental, il favorise la relaxation, réduit le stress, améliore la concentration et favorise une plus grande connexion avec soi-même. Le yoga doux peut également être bénéfique pour la gestion de la douleur, le sommeil et la gestion des émotions.

12.3 Autres pratiques complémentaires

En plus de la méditation de pleine conscience et du yoga doux, il existe de nombreuses autres pratiques complémentaires qui peuvent enrichir votre bien-être global. Dans cette section, nous explorerons quelques-unes de ces pratiques.

La respiration consciente : la respiration consciente est une pratique simple, mais puissante, qui consiste à porter une attention intentionnelle à votre respiration. En prenant quelques instants pour vous concentrer sur votre souffle, vous pouvez favoriser la relaxation, réduire le stress et cultiver une plus grande présence mentale. Vous pouvez pratiquer la respiration consciente à tout moment de la journée, que ce soit assis à votre bureau, en marchant dans la nature ou avant de vous coucher.

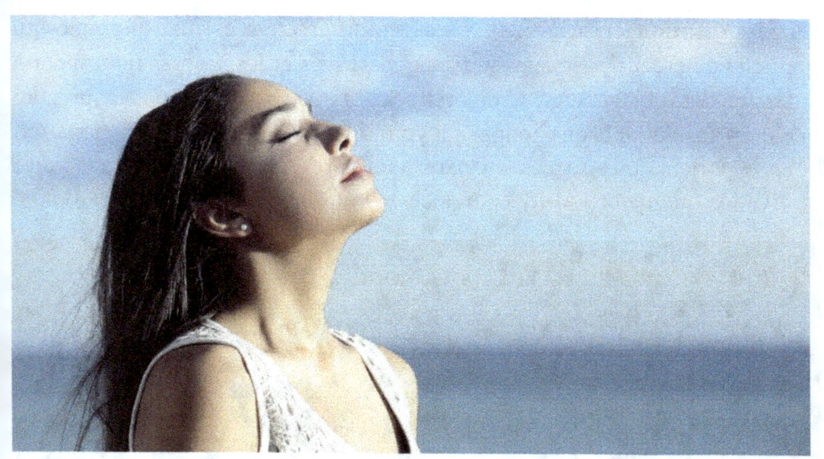

La gratitude : la pratique de la gratitude consiste à porter attention et à exprimer de la gratitude pour les aspects positifs de votre vie. Cela peut être fait en tenant un journal de gratitude, en énumérant chaque jour quelques choses pour lesquelles vous êtes reconnaissant, ou en prenant simplement quelques instants pour réfléchir à ce qui vous remplit de gratitude. La gratitude régulière peut favoriser une attitude positive, améliorer votre bien-être émotionnel et renforcer vos relations avec les autres.

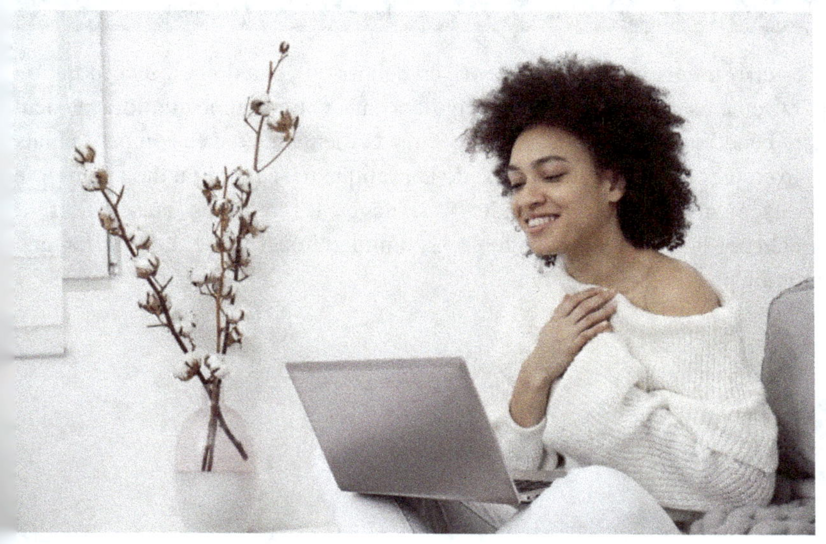

La visualisation créative : la visualisation créative est une pratique qui implique de créer des images mentales positives et inspirantes pour aider à atteindre des objectifs ou à favoriser le bien-être. Vous pouvez prendre quelques instants chaque jour pour vous imaginer dans des situations qui vous apportent joie, succès ou paix intérieure. Cela peut renforcer votre motivation, augmenter votre confiance en vous et stimuler votre créativité.

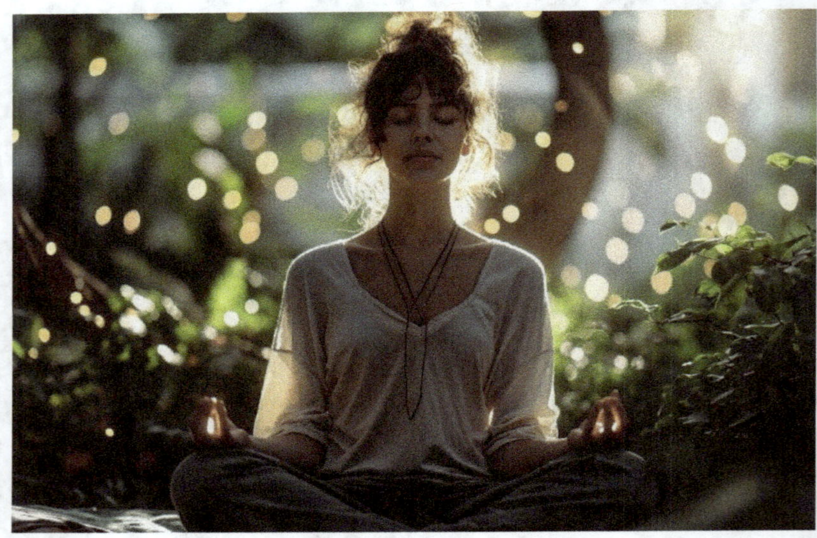

Les étirements et le mouvement : en dehors du yoga doux, l'incorporation d'étirements et de mouvements réguliers dans votre routine quotidienne peut être bénéfique pour votre santé physique et mentale. Que ce soit par le biais d'exercices d'étirement simples, de la pratique de Tai-chi ou de la danse, le mouvement régulier peut aider à soulager les tensions musculaires, à améliorer la circulation sanguine, à stimuler l'énergie et à favoriser une attitude positive.

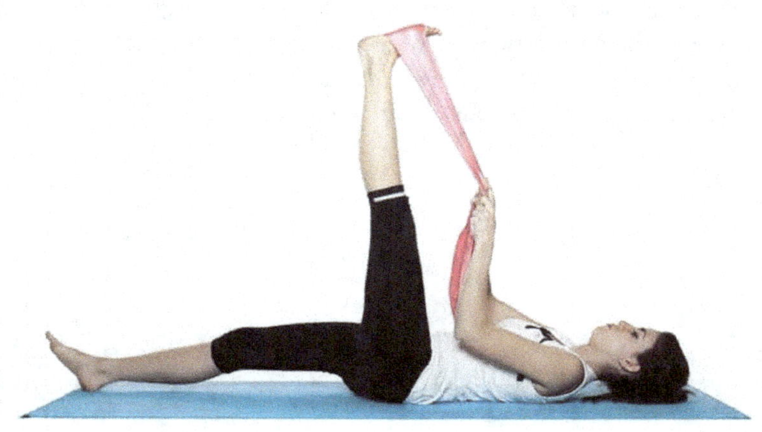

La connexion avec la nature : passer du temps dans la nature peut être une pratique nourrissante pour l'esprit et le corps. Que ce soit en se promenant dans un parc, en faisant une randonnée en montagne ou en s'asseyant près d'un cours d'eau, la nature offre une opportunité de se détendre, de se ressourcer et de se reconnecter avec notre environnement. Pratiquer la pleine conscience en observant la beauté naturelle qui nous entoure peut-être particulièrement apaisant et inspirant.

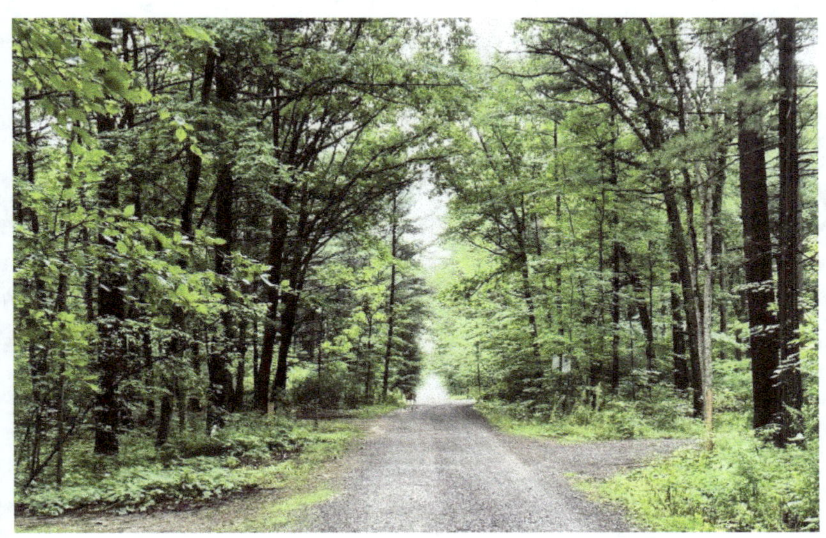

En intégrant ces pratiques complémentaires dans votre vie quotidienne, vous pouvez renforcer votre bien-être global et cultiver une plus grande harmonie intérieure. Choisissez les pratiques qui résonnent le plus avec vous et explorez-les régulièrement pour en retirer tous les bienfaits.

13. Trouver l'équilibre

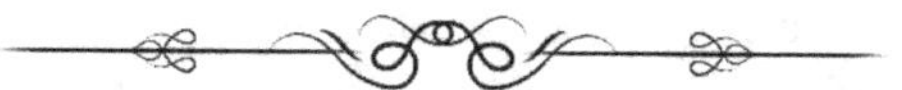

13.1 Travail et vie personnelle

Dans notre société moderne, il est devenu de plus en plus difficile de concilier les exigences professionnelles avec nos besoins personnels et notre bien-être. Cette section explore des stratégies et des conseils pour trouver cet équilibre essentiel.

Comprendre ses priorités : la première étape pour trouver l'équilibre entre le travail et la vie personnelle est de clarifier ses priorités. Prenez le temps de réfléchir à ce qui est vraiment important pour vous dans votre vie, que ce soit votre carrière, votre famille, votre santé, vos loisirs, vos relations ou votre développement personnel. Identifiez vos valeurs et vos objectifs afin de mieux orienter vos décisions et vos actions.

Établir des limites claires : il est essentiel d'établir des limites claires entre le travail et la vie personnelle. Définissez des heures de travail dédiées et respectez-les autant que possible. Apprenez à dire « non » lorsque vous êtes surchargé et ayez le courage de protéger votre temps personnel. Évitez de vous laisser emporter par les exigences incessantes du travail et accordez-vous des moments de repos et de détente.

Pratiquer la gestion du temps : la gestion efficace du temps est un outil précieux pour trouver l'équilibre. Planifiez votre emploi du temps de manière réaliste en tenant compte de vos différentes responsabilités et priorités. Identifiez les tâches les plus importantes et allouez-leur du temps de qualité. Utilisez des outils, tels que les listes de tâches, les calendriers et les rappels pour rester organisé et éviter la surcharge.

Cultiver la flexibilité : la flexibilité est une compétence clé pour trouver l'équilibre entre le travail et la vie personnelle. Reconnaissez que la vie est imprévisible et qu'il peut y avoir des moments où vous devez ajuster votre emploi du temps ou vos attentes. Soyez ouvert à la possibilité de déléguer des tâches, de demander de l'aide ou de trouver des solutions alternatives lorsque c'est nécessaire. La flexibilité vous permettra de mieux naviguer dans les différents domaines de votre vie.

Prendre soin de soi : n'oubliez pas de prendre soin de vous-même dans votre quête d'équilibre. Accordez une attention particulière à votre bien-être physique, émotionnel et mental. Faites de l'exercice régulièrement, mangez sainement, dormez suffisamment et pratiquez des activités qui vous ressourcent et vous détendent. Prendre soin de vous vous permettra d'être plus efficace et équilibré dans tous les aspects de votre vie.

Cultiver des relations saines : les relations personnelles sont une composante essentielle de l'équilibre entre le travail et la vie personnelle. Investissez du temps et de l'énergie dans vos relations familiales, amicales et amoureuses. Instaurez des moments de qualité pour vous connecter avec vos proches et nourrir ces liens. Pratiquez également l'écoute active et la communication ouverte pour maintenir des relations saines et équilibrées.

Trouver l'équilibre entre le travail et la vie personnelle est un défi constant, mais c'est un aspect crucial de notre bien-être et de notre bonheur. En comprenant vos priorités, en établissant des limites, en pratiquant une gestion efficace du temps, en cultivant la flexibilité, en prenant soin de vous et en investissant dans des relations saines, vous pouvez créer un équilibre qui vous permet de vivre une vie épanouie et satisfaisante.

13.2 Vie sociale

La vie sociale joue un rôle important dans notre bien-être global. Interagir avec les autres, développer des relations significatives et participer à des activités sociales a un impact positif sur notre santé mentale et émotionnelle. Dans cette section, nous explorerons l'importance de la vie sociale et quelques conseils pour cultiver des relations sociales épanouissantes.

1. <u>Maintenir des liens sociaux</u> : il est essentiel de maintenir des liens sociaux solides pour favoriser une vie sociale équilibrée. Prenez le temps de rester en contact avec vos amis, votre famille et vos proches. Planifiez des rencontres régulières, que ce soit pour un café, un dîner ou une activité commune. N'oubliez pas les appels téléphoniques, les messages texte ou les réseaux sociaux pour rester connecté avec ceux qui sont loin.

2. <u>Participer à des activités sociales</u> : impliquez-vous dans des activités sociales qui vous intéressent. Rejoignez des clubs, des groupes communautaires, des équipes sportives ou des organisations bénévoles qui partagent vos centres d'intérêt. Cela vous permettra de rencontrer de nouvelles personnes et de créer des liens. Les activités sociales peuvent également être une source de plaisir, d'apprentissage et de développement personnel.

3. <u>Pratiquer l'écoute active</u> : lorsque vous interagissez avec les autres, pratiquez l'écoute active. Portez une attention réelle à ce que les autres disent, posez des questions, montrez de l'intérêt et faites preuve d'empathie. Cela aide à renforcer les liens et à créer des relations plus profondes et significatives. L'écoute active favorise également une meilleure compréhension mutuelle et une communication plus efficace.

4. <u>Établir des limites saines</u> : bien que la vie sociale soit importante, il est également essentiel d'établir des limites. Apprenez à dire « non » lorsque vous vous sentez dépassé ou lorsque vous avez besoin de temps pour vous. Respectez vos besoins personnels et assurez-vous de trouver un équilibre entre vos engagements sociaux et vos autres responsabilités. Trouvez un rythme qui vous convient et qui vous permet de profiter pleinement de votre vie sociale sans vous sentir épuisé.

5. <u>Cultiver des relations authentiques</u> : cherchez à cultiver des relations authentiques et sincères. Recherchez des personnes avec

lesquelles vous vous sentez à l'aise, qui vous soutiennent et vous inspirent. Investissez du temps et de l'énergie dans ces relations en partageant des expériences, en offrant votre soutien et en étant présent lorsque cela est nécessaire. Les relations authentiques sont une source de soutien, de bonheur et de croissance personnelle.

6. <u>S'ouvrir à de nouvelles expériences</u> : soyez ouvert à de nouvelles expériences sociales. Explorez des environnements et des groupes différents de ceux que vous fréquentez habituellement. Cela peut vous aider à élargir votre cercle social, à découvrir de nouvelles perspectives et à enrichir votre vie sociale. Soyez curieux, faites preuve d'ouverture d'esprit et soyez prêt à sortir de votre zone de confort.

La vie sociale est une composante importante de notre bien-être global. En maintenant des liens sociaux, en participant à des activités sociales, en pratiquant l'écoute active, en établissant des limites saines, en cultivant des relations authentiques et en s'ouvrant à de nouvelles expériences, vous pouvez développer une vie sociale épanouie et enrichissante. Prenez le temps de nourrir vos relations, de rencontrer de nouvelles personnes et de créer des souvenirs précieux avec ceux qui vous entourent.

13.3 Les hauts et les bas

La vie est remplie de hauts et de bas, de moments de joie et de moments de difficulté. Dans cette section, nous abordons la réalité de ces fluctuations émotionnelles et fournissons des conseils pour faire face aux événements de manière saine et équilibrée.

1. <u>Accepter les émotions</u> : il est important de reconnaître et d'accepter toutes les émotions que vous ressentez, qu'elles soient positives ou négatives. Les hauts et les bas font partie intégrante de l'expérience humaine, et il est normal de vivre toute une gamme d'émotions. Accueillez ces émotions sans jugement et donnez-vous la permission de les exprimer de manière saine.

2. <u>Pratiquer l'auto-compassion</u> : lorsque vous traversez des mauvaises périodes, il est important de faire preuve de compassion envers vous-même. Soyez gentil et bienveillant envers vous comme vous le seriez envers un ami cher. Accordez-vous le temps et l'espace nécessaires pour guérir et récupérer des moments difficiles. N'oubliez pas que les bas sont partie intégrante du processus de croissance et peuvent souvent conduire à de nouvelles opportunités et à un développement personnel.

3. <u>Chercher le soutien social</u> : ne sous-estimez pas le pouvoir du soutien social lorsque vous traversez des difficultés. Parlez de vos sentiments avec des amis proches, des membres de votre famille ou un professionnel de santé mentale. Le fait de partager vos émotions peut vous aider à vous sentir soutenu, compris et moins seul. N'hésitez pas à demander de l'aide lorsque vous en avez besoin.

4. <u>Pratiquer l'auto-soin</u> : prendre soin de vous est essentiel pour faire face aux défis de la vie. Identifiez les activités qui vous apportent du réconfort et du bien-être, que ce soit la méditation, l'exercice physique, la lecture, la musique ou tout autre passe-temps qui vous relaxe. Accordez-vous régulièrement du temps pour vous ressourcer et vous revitaliser.

5. <u>Garder une perspective équilibrée</u> : lorsque vous traversez des creux, gardez à l'esprit qu'il y aura aussi des hauts dans le futur. Les moments difficiles sont temporaires et font partie intégrante du parcours de la vie. Essayez de garder une perspective équilibrée en vous rappelant que les défis peuvent vous permettre de grandir, de vous renforcer et de mieux apprécier les moments de joie.

6. <u>Cultiver la gratitude</u> : pratiquer la gratitude peut être un outil puissant pour faire face aux hauts et aux bas. Prenez le temps de reconnaître et d'apprécier les petites choses positives de la vie, même lorsque vous traversez des moments difficiles. Cela peut

vous aider à voir les aspects positifs et à développer une attitude de gratitude qui favorise votre bien-être global.

Il est important de se rappeler que les hauts et les bas font partie intégrante de la vie. En acceptant les émotions, en pratiquant l'auto-compassion, en cherchant le soutien social, en prenant soin de vous-même, en gardant une perspective équilibrée et en cultivant la gratitude, vous pouvez naviguer avec résilience à travers les différents défis et les moments de bonheur de la vie.

14. Cas pratiques et témoignages

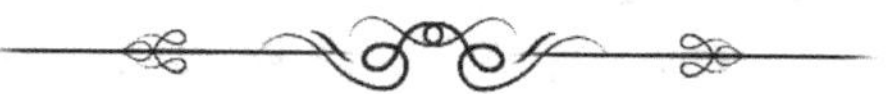

14.1 Cas de Natasha, la transformation

Comme je l'avais évoqué dans les premiers chapitres, mon parcours personnel vers un mieux-être durable a été parsemé d'embûches. Cependant, grâce à ma détermination à persévérer dans la pratique du Shambhavi Mahamudra et à adopter progressivement un mode de vie plus équilibré, j'ai pu initier ma transformation intérieure. Il m'a semblé utile de partager mon propre témoignage comme catalyseur d'espoir pour les lecteurs.

Mes débuts dans la discipline ont été marqués par une réelle remise en question de mes schémas de pensée ancrés. Accepter l'idée que je portais en moi, sans le savoir, les clefs de mon bonheur, n'a pas été une tâche aisée. Cependant, mon mental agité résistait, me poussant à mettre ma motivation en doute ou à remettre à plus tard cette nouvelle routine.

Heureusement, grâce à la patience et aux encouragements de mon instructeur, j'ai su petit à petit repousser ces freins intérieurs, me concentrer sur les bienfaits ressentis et persévérer. Au bout de quelques semaines, les premiers résultats se sont fait sentir : ma concentration s'était accrue et j'avais une sensation de légèreté physique et mentale bienfaitrice.

Au fil des mois, les transformations se sont répandues à tous les niveaux de mon existence. Sur le plan émotionnel tout d'abord, j'ai développé une sérénité et un détachement salutaires face aux aléas de la vie. Plus de colère déplacée ou de ruminations stériles, mais une acceptation paisible des événements. Un changement radical qui a boosté ma confiance en moi.

Sur le plan intellectuel ensuite, le Shambhavi Mahamudra semble avoir aiguisé ma réflexion, développé mon intuition et favorisé une meilleure gestion du stress au quotidien. Plus de distraction ni de dispersion mentale, mais une concentration et une maîtrise retrouvée de mon mental.

Enfin et surtout, sur le plan de ma santé globale, force est de constater un renversement complet de situation. Adieu fatigue chronique, troubles digestifs et autres maux divers ! Place désormais à une vitalité décuplée, une énergie durable qui me permet de savourer chaque instant de cette vie retrouvée.

Alors, certes, le chemin parcouru n'aura pas été un long fleuve tranquille. Cependant, grâce à ma résolution de saisir cette chance de renaissance intérieure, je suis aujourd'hui une tout autre femme, épanouie et reconnaissante. Ma volonté est désormais de partager cet espoir de guérison pour inspirer d'autres âmes en quête de réalisation.

14.2 Autres histoires inspirantes

En plus de mon propre parcours de transformation, j'ai eu la chance de croiser d'autres pratiquants chevronnés du Shambhavi Mahamudra, ayant connu leur lot de défis avant de trouver l'apaisement intérieur. Leur expérience m'a beaucoup apporté dans ma quête et aujourd'hui, je souhaite partager certaines de ces histoires inspirantes.

Le cas de Marc illustre parfaitement comment cette pratique millénaire peut être une véritable planche de salut, y compris dans les situations les plus complexes. Âgé de 42 ans, ce commercial souffrait depuis des années d'un burn-out sévère, suite à la perte de son emploi et d'un divorce douloureux. Sombrant dans la dépression, l'alcool et les anti-dépresseurs, il a finalement découvert le Shambhavi grâce à une amie. Aujourd'hui remis sur pied, il décrit cette discipline comme "l'élément déclencheur de (sa) renaissance".

Autre exemple marquant, celui de Coralie, 32 ans, victime de harcèlement au travail, qui avait développé un syndrome de stress post-traumatique l'empêchant de reprendre une activité stable. Prise en charge par le centre Isha, elle a régulièrement pratiqué le Shambhavi Mahamudra en parallèle d'une thérapie. À force de persévérance, elle a réussi à surmonter ses angoisses et retrouver confiance en elle pour s'épanouir à nouveau dans sa carrière.

Dernier récit qui m'a particulièrement touchée, celui d'Antoine, 48 ans. Atteint d'un cancer agressif il y a cinq ans, il a découvert le Shambhavi Mahamudra en parallèle de sa chimiothérapie, pour lutter contre les effets secondaires et conserver la paix intérieure malgré l'épreuve. Aujourd'hui guéri, il décrit cette pratique comme "une bouée de sauvetage qui m'a permis de rester serein face à l'inéluctable, en accord avec moi-même, jusqu'au bout".

Ces témoignages forts en inspiration démontrent à quel point les bienfaits de cette discipline millénaire dépassent largement le simple cadre du bien-être. En chaque être sommeille la capacité de se relever des plus grands défis, et le Shambhavi Mahamudra a su révéler cette force intérieure chez beaucoup de pratiquants au destin hors du commun.

14.3 Astuces des participants

Au fil de mes nombreuses rencontres avec d'autres adeptes du Shambhavi Mahamudra, certains m'ont généreusement fait part de petites astuces qui leur ont permis d'optimiser leurs résultats et de pérenniser leur implication durable dans la pratique. Des partages précieux que j'aimerais à mon tour transmettre.

- Utiliser des alarmes quotidiennes pour ne jamais oublier ses séances et leur donner la priorité dans son emploi du temps.
- Trouver un endroit dédié, calme et agréable, même exigu, pour méditer chaque jour sans se disperser.
- Commencer par de courtes séances de 5 à 10 minutes, plusieurs fois par jour, afin de cultiver la régularité, avant d'allonger progressivement la durée.
- Noter ses observations dans un journal intime pour suivre son évolution dans la pratique.
- Solliciter un ami ou un proche pour méditer ensemble de temps à autre, afin de se motiver mutuellement.

- Écouter des enregistrements de méditations guidées pour les débutants, ou lorsque la méditation libre est trop ardue.
- Faire une petite pause de yoga ou d'étirements légers entre les séances pour relâcher les tensions physiques.
- Ne pas hésiter à adapter les pratiques selon ses propres besoins, en ajoutant, par exemple, une visualisation ou un mantra.
- En cas de coup de mou, varier les exercices plutôt que de tout abandonner, pour maintenir sa motivation.
- Profiter des retraites et des sessions de groupe pour approfondir ses connaissances et renforcer son engagement.

15. Le pouvoir des rituels

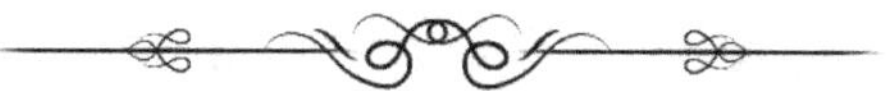

15.1 Créer de nouvelles habitudes ancrées

L'un des plus grands défis pour intégrer durablement une nouvelle pratique comme le Shambhavi Mahamudra est de parvenir à créer une réelle habitude au quotidien. Les débuts sont souvent enthousiastes, mais la motivation peut rapidement faiblir face aux nombreuses sollicitations de la vie.

C'est pourquoi il est essentiel d'ancrer cette nouvelle pratique grâce à des rituels spécifiques. Un rituel est une séquence d'actions régulière, presque immuable qui, dans le cadre d'une pratique spirituelle ou de développement personnel, devient un puissant levier d'ancrage.

Le premier rituel à instaurer est de réserver une plage horaire quotidienne sacrée pour votre pratique de Shambhavi. Que ce soit 20 minutes le matin avant le travail, une heure le soir après le repas ou à n'importe quel autre moment récurrent, cette plage doit devenir sacrée.

Préparez soigneusement l'espace dédié à votre séance, qu'il s'agisse d'un coin de votre chambre, d'une pièce à part ou même d'un endroit en pleine nature. Nettoyez-le, aérez-le, décorez-le d'éléments qui vous mettent en condition comme des bougies, des images inspirantes ou de tout autre objet symbolique de votre choix.

Établissez aussi un petit rituel préparatoire avant chaque séance : peut-être une rapide séquence d'étirements, des mouvements de qigong ou de yoga doux, ou encore quelques respirations profondes. Cette mise en condition progressive connecte adroitement le corps et l'esprit à l'expérience à venir.

Enfin, habillez-vous d'une tenue dédiée, même sobre, comme une tenue de yoga ou de méditation. Pour le mental, le fait de revêtir ces habits spécifiques deviendra un signal puissant pour qu'il sache qu'il est temps d'entrer dans un espace-temps particulier.

Tous ces éléments associés – le lieu, l'heure, la préparation et la tenue particulière – composent un véritable rituel. Plus ce rituel sera riche en repères pour le corps et l'esprit, plus la nouvelle habitude pourra s'ancrer rapidement dans votre quotidien de manière pérenne.

15.2 Le rôle des rituels dans la transformation

Au-delà de leur rôle d'ancrage d'une nouvelle habitude, les rituels sont d'une importance capitale dans tout processus de transformation profonde sur le plan physique, mental, émotionnel et spirituel. En effet, ils permettent d'agir simultanément sur ces différents niveaux pour catalyser les changements souhaités.

Sur le plan physique, les rituels impliquent des gestes, des postures et des séquences de mouvements, répétés de façon consciencieuse et dans un certain ordre. Cette combinaison met progressivement en place de nouveaux réflexes neuromusculaires, de nouvelles "signatures" biomécaniques.

Prenons l'exemple des mudras, ces positions particulières des mains qui font partie de nombreux rituels de pratiques orientales, comme les différents yogas ou arts intérieurs chinois. Certaines positions précises des doigts activent des circuits réflexes profonds qui modifient la circulation de l'énergie vitale dans le corps. Répétés régulièrement, ces mudras ancrent peu à peu leur signature énergique.

Sur le plan psychologique et émotionnel, les rituels fournissent un cadre restreint et sécurisant pour l'esprit. Leur caractère immuable, presque permanent dans l'ordonnancement de leurs différentes étapes, offre des points de repères stables dans un monde en perpétuel changement. Ils créent un espace-temps sacré, en rupture avec l'agitation du quotidien.

L'ouvrage *Les rituels* du psychiatre et anthropologue Weston La Barre décrit leur importance : "Les rituels canalisent et cristallisent nos émotions et nos désirs les plus profonds, tout en les *désublimant* dans des formes culturelles.

En ce sens, les rituels sont des techniques précises de redressement qui réajustent notre être biologique et psychologique désorienté".

En induisant un état second de conscience, grâce à leur puissante dimension symbolique, les rituels permettent une exploration en profondeur des différentes strates de la psyché. Leurs archétypes façonnent une trame à travers laquelle l'inconscient peut s'exprimer et révéler ses schémas dysfonctionnels pour mieux s'en libérer.

Enfin, sur un plan plus métaphysique, les rituels connectent l'individu à des niveaux de réalités moins denses, à des dimensions spirituelles et cosmiques par-delà le visible. Grâce à leur ancrage multiséculaire dans des traditions ésotériques, ils deviennent de véritables "machines à voyager" dans le temps, mais aussi dans l'espace vers d'autres demeures de l'Être.

C'est cette conjugaison simultanée d'impacts à tous ces niveaux   — physique, psychologique, émotionnel et spirituel – qui engendre la puissance transformatrice des rituels millénaires, comme ceux qui font partie de la lignée de Shambhavi Mahamudra. En éveillant des cordes profondes de notre être, ils nous permettent réellement de "renaître à nous-mêmes".

15.3 Composer vos propres rituels personnels

Bien que les rituels ancestraux proposés par les traditions spirituelles, comme celle de Shambhavi Mahamudra, possèdent une merveilleuse richesse et une grande profondeur, rien ne vous empêche de créer vos propres rituels personnalisés afin de répondre à des intentions ou objectifs particuliers.

Ce processus créatif ajoute une dimension intime et unique, qui nourrit grandement la démarche spirituelle. Le fait de façonner ses propres rituels permet de les ancrer encore plus profondément en soi en y insufflant ses propres symboles et ses significations personnelles.

Pour concevoir vos rituels, commencez par définir clairement l'intention qui vous anime. Voulez-vous marquer une étape de vie, comme un deuil, un déménagement ou un nouvel emploi ? Souhaitez-vous encadrer une pratique particulière comme l'écriture, la créativité artistique ou le travail sur vous-même ? Ou bien ressentez-vous le besoin d'insuffler plus de magie et de sens dans votre quotidien ?

Une fois cette intention clarifiée, choisissez les éléments avec lesquels vous souhaitez construire votre rituel. Ils peuvent être très simples, comme une bougie, un objet symbolique, un extrait musical. Mais ils peuvent être aussi complexes qu'une séquence de mouvements inspirés d'une forme martiale, une visualisation en plusieurs étapes, etc.

Structurez ensuite ces éléments en un déroulé précis, invariable dans son arrangement, mais flexible dans le temps qui lui sera alloué. Déterminez des repères symboliques pour marquer les différentes étapes du rituel, comme souffler la bougie, faire sonner un bol tibétain ou disposer des objets selon un motif particulier. Tout doit avoir un sens précis pour votre psyché.

Par exemple, un rituel du matin pourrait suivre cette armature :

1. Débuter par une courte méditation de quelques minutes pour ancrer l'intention.
2. Boire une tisane chaude avec quelques mouvements spécifiques lentement et en pleine conscience.
3. Puis enchaîner sur une séquence de qigong ou de yoga doux.

16. Les derniers conseils

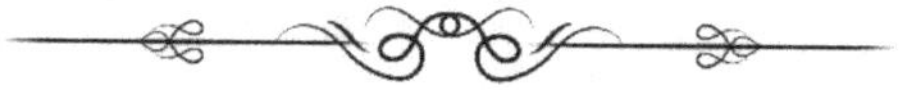

16.1 Rester curieux et ouvert

Pour apprécier pleinement les bienfaits du Shambhavi Mahamudra et pour en tirer le meilleur parti sur le long terme, il est essentiel de cultiver une attitude d'ouverture d'esprit, de curiosité bienveillante et de non-jugement envers son expérience intérieure.

En effet, la pratique méditative demeure un cheminement en constante évolution, parsemé de hauts et de bas, où l'imprévu fait partie intégrante du voyage. Plutôt que de chercher à tout contrôler ou à obtenir des résultats parfaitement linéaires, il vaut mieux accepter les méandres de ce périple avec humilité et flexibilité.

C'est la raison pour laquelle il ne faut jamais cesser d'être curieux et attentif à chaque séance, sans idées préconçues sur ce qu'elles devraient ou ne devraient pas être. En abordant votre pratique comme un apprentissage quotidien plutôt que comme une routine figée, vous vous ouvrirez à une multitude de découvertes.

C'est également en cultivant cette ouverture d'esprit que l'on reste accessible aux conseils avisés de la part des pratiquants chevronnés, capables de nous faire progresser dans notre compréhension. Plutôt que de s'enfermer dans des certitudes, la clé du renouvellement est la remise en question bienveillante.

Enfin, c'est en portant un regard curieux sur les imperfections de notre chemin que nous pouvons en tirer des leçons pour progresser. Ici, il n'est pas question de juger durement les imperfections, mais plutôt de les observer avec compréhension pour en faire des atouts de croissance.

Alors qu'elle est souvent perçue comme une forme de faiblesse, en réalité, l'humilité est la source de votre force intérieure quand elle s'accompagne de l'ouverture d'esprit. C'est en étant prêt à apprendre de chaque instant, sans *a priori*, que l'on s'épanouit pleinement dans sa quête de mieux-être.

16.2 S'entourer des bonnes personnes

Notre environnement social a une influence prépondérante sur notre bien-être général. C'est pourquoi il est crucial, lorsque l'on s'engage sur la voie de l'épanouissement personnel, de s'entourer de personnes bienveillantes qui sauront nous soutenir dans notre progression.

Bien évidemment, chaque individu conserve son libre-arbitre quant au choix de sa tribu. Cependant, certains types de relations se révèlent souvent plus constructives et nourrissantes que d'autres pour préserver notre équilibre et cultiver notre développement intérieur de façon positive.

Ainsi, il est conseillé de privilégier les relations qui reflètent un respect mutuel, un soutien sincère, une écoute active et des encouragements bienveillants. Recherchez des liens fondés sur l'acceptation de l'autre tel qu'il est, sans jugements ni comparaisons.

Il peut aussi être bénéfique de côtoyer des personnes qui suivent le même parcours de vie que vous ; ensemble, vous serez capables de partager votre vécu et de vous stimuler mutuellement afin de garder votre motivation intacte tout au long du processus.

À l'inverse, évitez au maximum les personnes qui répandent des ondes négatives, comme le ressentiment, la jalousie, la critique systématique ou la victimisation à outrance. Ce type de fréquentations, aussi attachantes soient-elles, nous contaminent immanquablement et à notre insu.

Bien sûr, je ne vous demande pas de rompre les liens existants ou de vous isoler socialement. Il s'agit simplement d'entretenir et de rechercher les relations les plus respectueuses dans notre quête d'épanouissement, tout en fixant des limites claires pour conserver notre équilibre intérieur.

16.3 Prendre soin de soi

Au-delà de la pratique régulière du Shambhavi Mahamudra et de l'adoption d'une bonne hygiène de vie globale, pour entretenir son énergie vitale sur le long terme, il est aussi important de cultiver une attention bienveillante envers soi-même.

Prendre soin de son corps signifie aussi respecter ses limites, se réserver des moments de repos et de détente pour recharger ses batteries. Dans ces éléments, le fait d'adopter une hydratation et une alimentation équilibrées est également une attitude essentielle.

Prendre soin de son esprit signifie ne pas se surcharger mentalement, c'est-à-dire s'octroyer de vraies pauses afin de se couper du stress, et renouer avec les activités ludiques, culturelles ou créatives apaisantes.

Prendre soin de son cœur revient à s'autoriser des moments de tendresse, qu'elle soit tournée vers soi ou envers ses proches. Ainsi, apprendre à se donner de la douceur, de l'indulgence et de l'empathie envers ses propres émotions est libérateur.

Prendre soin de son âme, enfin, implique de nourrir sa spiritualité selon sa propre vision, que ce soit par la méditation, la communion avec la nature ou toute autre élévation et croissance au contact des autres.

En somme, prendre soin de soi veut dire adopter une attitude de respect, de bienveillance et de considération envers soi à tous les niveaux : physique, mental et spirituel. C'est reconnaître sa propre valeur au-delà des normes imposées par la société. Enfin, éprouver un amour-propre bienveillant pour soi-même reste le meilleur remède et, bien plus que tous les traitements, élixirs de jouvence ou paradis artificiels, il vous permettra de cheminer sereinement vers la plénitude que vous recherchez.

17. Vers une nouvelle vie

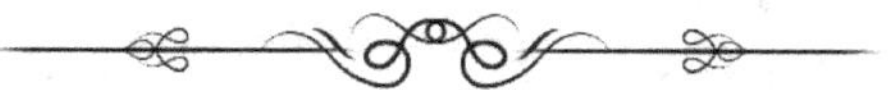

17.1 Récapitulatif des points clés

Au terme de ce parcours, il me semble essentiel d'effectuer une synthèse des principaux enseignements, afin de vous accompagner vers votre croissance et votre renouveau. Voici les points à retenir :

- Adopter une pratique régulière du Shambhavi Mahamudra grâce à une routine adaptée à vos disponibilités. Cette discipline est la clé de voûte pour assister au réveil de votre potentiel intérieur.

- Cultiver un mode de vie équilibré, en accordant une attention particulière à sa nutrition, son sommeil, son activité physique, sa gestion du stress et ses relations sociales. Le corps et l'esprit sont indissociables.

- Développer une attitude de bienveillance et de non-jugement envers soi-même. Apprendre à accepter ses forces et ses faiblesses de manière indulgente pour être et rester apaisé.

- Vous entourer de personnes positives, respectueuses de vos choix et prêtes à vous soutenir dans votre quête. Le cercle social dans lequel on évolue a une forte influence.

- Faire preuve d'ouverture d'esprit et de curiosité envers les nouvelles expériences, sans idées préconçues sur ce qui "devrait" être.

- Persévérer avec gentillesse et constance sur la voie choisie, sans se mettre de pression excessive ou se décourager face aux aléas et aux obstacles normaux de toute évolution personnelle.

En s'imprégnant de ces enseignements fondamentaux et en respectant votre rythme personnel de progression, vous aurez les outils nécessaires pour apprivoiser votre mieux-être sur le long terme. Il ne tient désormais qu'à vous de mettre le cap vers une existence réalisée et épanouie selon votre vision !

17.2 La voie est tracée

En parcourant ce chemin semé d'embûches, mais aussi de révélations, je mesure aujourd'hui à quel point le plus grand combat se gagne d'abord en soi, grâce à une lutte constante contre nos démons intérieurs. En me hissant pour voir au-delà du brouillard, j'ai pu accepter ma nature profonde, j'ai trouvé la force de relever les défis qui se dressaient devant moi, je me suis reprise en main afin de renaître, grandie et épanouie.

Je constate qu'il aura fallu du courage pour prendre le risque de tout plaquer et reprendre à zéro, abandonner les hypocrisies de toutes sortes et les sourires de bienséance derrière lesquels je me cachais. J'ai également eu le courage d'écouter cette petite voix intérieure que je refusais d'entendre et qui, pourtant, me susurrait que je méritais le bonheur et que je détenais les clés de ma libération.

Pourtant, cette transformation a nécessité un long cheminement afin de pouvoir faire tomber mes résistances, d'accepter de poser un regard bienveillant sur ma personnalité et en accueillir ses qualités plutôt que de ne voir que ses failles. Pour enfin considérer ma vulnérabilité comme une force et faire disparaître ma furieuse volonté de contrôle à tout prix.

Mais c'est ainsi, pas à pas, que j'ai pu abandonner mes chaînes pour me propulser résolument vers l'avant. C'est ainsi que j'ai pu me débarrasser aussi de cette obsession pour la perfection. Que j'ai pu comprendre que l'acceptation de toutes mes défaillances était, en fin de compte, le moyen le plus sûr de parvenir à mon épanouissement.

À présent, j'ai envie de croire que le plus dur est derrière moi. J'ai envie de croire que tous ces bouleversements auront consolidé mes fondations de façon suffisantes pour supporter les nouvelles tempêtes qui se présenteront, car il est indéniable que la vie continue à nous tendre des pièges permanents.

Cependant, forte de ma confiance retrouvée et en ma capacité à franchir les obstacles, je sais désormais que j'ai en moi toutes les ressources nécessaires pour me relever et retrouver mon équilibre. J'ai également acquis le soutien inconditionnel de toute une communauté inspirante qui m'a portée tout au long du chemin.

Ainsi, quoiqu'il advienne, je sais que je marcherai d'un pas léger, le cœur empli de reconnaissance pour cette prise de conscience salutaire qui a été mon bouclier contre la tristesse et les difficultés que j'affrontais. En fin de compte, la liberté et l'apaisement intérieur que j'ai trouvé valent bien tous les sacrifices et le combat en vaut toujours la chandelle. À présent, il me reste à profiter de la promesse de lendemains meilleurs, que j'accueillerai avec ma nouvelle résilience.

17.3 Un nouveau départ

Me voici donc parvenue au terme de ce récit, qui aura demandé un certain courage de ma part pour vous le raconter dans son intégralité. Cette ultime étape signe pour moi la rupture définitive d'avec mon passé pour mieux m'élancer enfin vers l'avenir.

Désormais libérée de ce fardeau qui m'écrasait, je suis prête à accepter la joie de vivre, en étant reconnaissante pour chaque jour qui se lève. Le destin n'aura plus de prise sur moi, car je sais que ma nouvelle sérénité embrassera tout ce que le destin m'offrira, sachant que rien ne pourra plus m'atteindre vraiment.

Mais ce nouveau commencement revêt aussi d'autres significations, comme l'humilité, la patience et la gratitude intérieure. Humilité de reconnaître que le processus n'est jamais terminé et que chaque instant est une progression continue. Patience de savoir que l'épanouissement n'est pas statique, mais qu'il se cultive au fil du temps. Gratitude infinie enfin envers la vie, envers le hasard qui m'a fait découvrir cette pratique, envers mes proches qui m'ont guidée et envers moi-même, pour ma détermination à poursuivre mes efforts.

Il ne me reste plus qu'à méditer sur tous ces enseignements et à les expérimenter et les faire vivre au travers de ma vie quotidienne. Si mon témoignage a semé ne serait-ce qu'un grain d'espoir pour celui ou celle qui est à la recherche d'une étincelle de lumière, j'aurais atteint mon but. Mon histoire s'achève ici, mais une nouvelle page s'écrit tous les jours.

18. **Exercices pratiques**

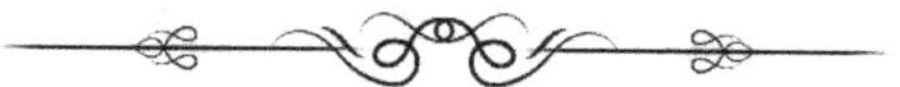

Ce chapitre est entièrement consacré à la pratique d'exercices concrets destinés à ancrer les enseignements de Shambhavi Mahamudra dans votre vie. N'hésitez pas à y revenir régulièrement et à sélectionner les exercices qui vous parlent le plus selon vos besoins du moment.

Exercices de concentration

- Exercice de la bougie : asseyez-vous confortablement et fixez intensément la flamme d'une bougie pendant 5 minutes en suivant sa danse. Quand votre attention dérive, ramenez-la doucement sur la flamme.
- Exercice de l'objet : placez un objet simple (stylo, fruit, caillou) devant vous et observez-en chaque détail pendant 10 minutes comme si vous le découvriez pour la première fois.
- Body scan : en position allongée, parcourez votre corps dans votre esprit en prêtant attention à chaque zone, de la tête aux pieds.

Exercices de respiration

- Respiration abdominale : une main sur le ventre, inspirez profondément en gonflant le ventre, puis expirez en le rentrant. Répétez 20 fois.
- Exercice 4-7-8 : inspirez par le nez en 4 temps, retenez votre respiration sur 7 temps, expirez sur 8 temps. Répétez 5 fois.
- Respiration alternée : bouchez une narine d'une main, inspirez par l'autre, puis bouchez la seconde pour expirer par la première. Alternez 10 fois.

Exercices de lâcher-prise

- Méditation des pensées : observez vos pensées défiler, sans vous y attarder ni les rejeter. Imaginez-les comme des nuages qui passent.
- Relâchement corporel : en position assise ou allongée, contractez, puis relâchez consciemment chaque groupe musculaire en partant des pieds.
- Marche en pleine conscience : marchez très lentement, en étant attentif à chaque mouvement et à chaque sensation sur la plante des pieds et dans votre corps.

Exercices d'ancrage

- Balayage sensoriel : asseyez-vous et notez mentalement tout ce que vos 5 sens perçoivent autour de vous pendant 5 minutes.
- Exercice des 5 choses : identifiez 5 choses que vous voyez, 5 choses que vous entendez, 5 choses que vous sentez, etc. Revenez au présent.
- *Grounding* : marchez pieds nus pour vous reconnecter à la terre. Imaginez des racines descendre de vos pieds.

Exercices énergétiques

- Automassage : massez-vous le visage, le cou, les épaules et la nuque en effectuant des mouvements lents et appuyés.
- Mouvements de torsion : en position debout ou assise, faites de lents mouvements de rotation du bassin et de la colonne vertébrale.
- Pratique du mudra : placez vos mains en position de Shambhavi Mudra et ressentez l'énergie circuler entre vos paumes.

Rituels et visualisations

- Rituel du soir : créez un rituel apaisant pour bien terminer la journée (bougie, écriture, tisane, etc.).
- Visualisation de lieu sûr : imaginez en détail un lieu naturel où vous vous sentez serein et en paix.
- Ancrage symbolique : choisissez un objet symbolisant votre ancrage pour vous y référer au besoin.

Exercices de méditation

- Méditation du souffle : asseyez-vous confortablement et concentrez-vous uniquement sur le flux naturel de votre respiration. Observez l'inspiration et l'expiration, sans chercher à les contrôler.
- Méditation du son primordial : en posture de méditation, amenez votre attention sur les sons autour de vous. Percevez le silence sous-jacent d'où émergent tous les sons.
- Intra-murmure : concentrez-vous sur la perception interne du souffle en plaçant légèrement l'attention entre les sourcils. Ressentez le souffle dans cette zone.

Exercices énergétiques avancés

- Bhramari (bourdonnement de l'abeille) : placez vos pouces dans les oreilles, inspirez profondément puis expirez en émettant le son "mmmmm" pour ressentir les vibrations.
- Exercice de polarité : asseyez-vous en plaçant les mains en Shambhavi Mudra. Percevez l'énergie masculine dans la main droite, puis l'énergie féminine dans la gauche. Équilibrez-les.
- Transmission d'énergie : se fait à deux personnes. En position assise, face-à-face, transmettez l'énergie de vos paumes d'une personne à l'autre en visualisant un flux lumineux.

Exercices corporels

- Les 8 mouvements de Shambhavi : séquence composée du salut au soleil, torsions, étirement arrière, flexions avant, etc. À pratiquer lentement.
- Yoga Nidra : également appelé "sommeil conscient" est un enchaînement de postures au sol très relaxantes, proches de la méditation.
- Chant des mantras : les vibrations du chant sacré des mantras comme "Om Namah Shivaya" ont de puissants effets énergétiques et méditatifs.

Exercices d'introspection

- L'arbre des causes : identifiez une souffrance récurrente et remontez aux causes profondes par questions successives en dessinant un arbre.
- Écriture de soi : adoptez une routine d'écriture quotidienne de 15 à 30 minutes pour explorer votre cheminement intérieur sans auto-censure.
- Dialogue des polarités : identifiez deux parties conflictuelles en vous (ex : aspirations opposées), incarnez-les et dialoguez pour mieux les comprendre.

Rituels symboliques

- Feu de purification : autour d'un petit feu rituel, visualisez vos charges en train de se consumer pour renaître purifié. Complétez avec des mantras.
- Rituel des 4 éléments : honorez symboliquement les 4 éléments terre-air-feu-eau par des gestes et visualisations précis.
- Pratique du Ganesha Kriya : prière et enchaînement de pas dansés dédiés à la déité Ganesh pour dissoudre les obstacles intérieurs.

Exercices de respiration profonde

- Respiration basse : installez-vous confortablement et amenez votre souffle dans le bas-ventre en gonflant cette zone. Expirez en ramenant les abdominaux vers l'intérieur.
- Respiration pâmée : respirez par le nez par petites inspirations-expirations bruyantes et rapprochées pour activer le diaphragme.
- Respiration par les sons : inspirez en prononçant le son "AAAA", et expirez en disant "HHHH". Alternez avec les autres voyelles.

Exercices d'automassage

- Masser le crâne : massez votre voûte crânienne en partant du front par mouvements circulaires des pouces.
- Frictionner les oreilles : frottez vigoureusement l'arête du pavillon de chaque oreille avec le pouce et l'index.
- Pétrir les pieds : asseyez-vous et pétrissez énergiquement la plante et les orteils de chaque pied.

Exercices de gainage énergétique

- Uddiyana Bandha : en expirant, contractez les abdominaux pour faire rentrer le ventre sous les côtes. Maintenez 10 secondes.
- Jalandhara Bandha : penchez la tête en avant pour coincer la gorge entre les deux muscles. Combinez avec une rétention.
- Mula Bandha : contractez les muscles du plancher pelvien comme pour retenir une envie pressante. Coordonnez avec l'Uddiyana.

Exercices d'intériorisation

- Exploration sensorielle : fermez les yeux et focalisez-vous sur une perception (ouïe, odorat, etc.) pendant 5 minutes.
- Body scan inversé : parcourez votre corps intérieurement en partant des pieds pour aller vers la tête.
- Rétrovision mentale : repassez-vous les événements de la journée, de la fin au début en les visualisant.

Exercices d'ouverture psychique

- Ressenti empathique : en présence de quelqu'un, ressentez son état intérieur sans interprétation mentale.
- Vision périphérique : fixez un point devant vous, mais élargissez votre champ visuel sur les côtés.
- Perception des auras : regardez les contours d'une personne ou d'un objet pour percevoir son auréole énergétique.

19. Exemple de routine

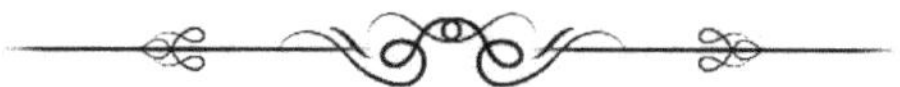

Ma journée commence avec une séquence précise et invariable, qui me permet de me centrer et de me connecter à ma source intérieure.

Dès les premiers moments après mon réveil, je me consacre à l'Upa yoga, en commençant par des mouvements des mains qui me permettent de m'aligner et de m'équilibrer.

Puis, suivent des mouvements du cou et des épaules, m'apportant de la fluidité sur les zones souvent tendues. Le yoga Namaskar vient compléter cette première partie, en me préparant physiquement et mentalement à la suite. Le moment clé de ma matinée est bien sûr la pratique de Shambhavi Mahamudra, un puissant outil qui constitue la base de ma pratique quotidienne. Cela me permet de plonger profondément dans la méditation, d'harmoniser mon corps, mon esprit et mes émotions, et de commencer ma journée avec clarté et sérénité.

Lorsque le temps et l'envie se présentent, je teste d'autres pratiques proposées par le centre Isha, comme le Hatha yoga, qui m'offre de nouvelles façons d'enrichir ma pratique. Libre à chacun d'adapter sa routine, mais pour moi, il est essentiel de trouver ses propres rituels qui nourrissent à la fois le corps et l'âme.

Évidemment, cette routine est un exemple ; il ne tient qu'à vous de l'adapter à votre emploi du temps et à vos préférences personnelles. L'essentiel est d'intégrer régulièrement ces techniques dans votre vie quotidienne pour installer durablement un cercle vertueux d'énergie positive !

Conclusion

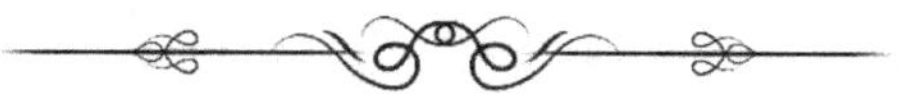

Ce récit de combat intérieur et de résilience doit être vu comme une source d'inspiration pour ceux qui cherchent des réponses et des moyens de surmonter leurs épreuves secrètes. Mon chemin, parsemé de défis, a été riche d'enseignements précieux qui m'ont guidée vers une toute nouvelle plénitude, malgré les défaillances et la constance de ce voyage personnel. Je suis profondément reconnaissante envers mes mentors et envers le centre Isha pour cette transformation interne et profonde, due à la pratique du Shambhavi Mahamudra, qui m'a permis de m'accepter pleinement et de me libérer de mes vieux démons.

Au fil de ce parcours, j'ai appris l'importance de l'amour et du respect de soi, en embrassant ma complexité et en me libérant des idéaux inatteignables et de la culpabilité. Désormais plus forte et plus sereine, je me sens prête à explorer de nouveaux horizons, convaincue que tous, chacune de nous, détenons les clés de notre épanouissement personnel.

En partageant mon expérience et les outils qui m'ont amenée là où j'en suis aujourd'hui, j'espère éclairer et encourager ceux qui sont encore en quête de sens, car je sais que la soif d'accomplissement est universelle. Pour ma part, je continuerai à cultiver la gratitude, à apprécier chaque moment de la vie, à prendre soin de moi et à mettre mes talents au service des autres, accueillant les hauts et les bas de la vie tout en me réjouissant des joies à venir.

19.1 Remerciements

Chers lecteurs,

Je vous remercie sincèrement d'avoir accordé votre temps précieux à la lecture de ce livre. Pour moi, l'engagement en faveur du développement personnel et du mieux-être est une grande source d'inspiration.

Votre retour, sous forme d'avis ou de témoignage, est aussi précieux afin de faire évoluer et d'enrichir mes futures publications.

C'est le plus beau des encouragements que je puisse recevoir dans mon travail d'accompagnement vers le mieux-être.

En vous souhaitant le meilleur pour la suite de votre chemin, recevez mes cordiales salutations.